Dʳ Charles DUVAL

Contribution à l'étude

du

diagnostic et de l'étiologie

de l'Ostéomalacie

LYON. — IMP. A. REY

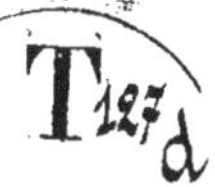

CONTRIBUTION A L'ÉTUDE

DU

DIAGNOSTIC ET DE L'ÉTIOLOGIE

DE

L'OSTÉOMALACIE

CONTRIBUTION A L'ÉTUDE

DU

DIAGNOSTIC ET DE L'ÉTIOLOGIE

DE

L'OSTÉOMALACIE

PAR

Le Dr Charles DUVAL

———◆———

LYON

A. REY & Cie, IMPRIMEURS-ÉDITEURS DE L'UNIVERSITÉ

4, RUE GENTIL, 4

—

1902

A MES GRANDS-PARENTS

A MON PÈRE ᴇᴛ A MA MÈRE

*Je dédie ces quelques pages comme
hommage de ma profonde affection
et de mon éternelle reconnaissance.*

A MA SŒUR

Témoignage d'affectueux attachement.

MEIS ET AMICIS

INTRODUCTION

L'ostéomalacie est considérée comme une affection
peu fréquente, surtout en France; cependant nous
avons pu en réunir six cas nouveaux, dont deux observations se rapportent à l'ostéomalacie masculine. A
cette occasion, il nous a paru utile d'étudier si la
rareté du ramollissement des os n'était pas due à la
difficulté du diagnostic et si la théorie considérant
cette maladie comme une affection « para-infectieuse » ne s'accordait pas mieux avec certains faits
cliniques.

L'idée première de notre travail sur l'ostéomalacie
revient à M. le professeur Courmont. Nous n'oublie-
rons pas la bienveillance qu'il nous a témoignée et
l'attrait que nous avons trouvé dans son enseigne-
ment.

Nos remerciements les plus sincères et notre profonde reconnaissance sont acquis à M. le professeur
Tripier, qui a bien voulu nous faire l'honneur d'ac-
cepter la présidence de notre thèse.

Nous tenons essentiellement à remercier M. le professeur agrégé Paviot. Il a bien voulu s'occuper des
recherches anatomo-pathologiques, nous fournir des

observations, nous tracer le plan de ce travail et ne nous a ménagé ni son temps, ni ses conseils pour le mener à bonne fin. Qu'il nous permette de lui exprimer toute notre reconnaissance et nous le prions d'agréer l'hommage de notre respectueux dévouement.

Les dessins qui rehaussent notre thèse sont dus à notre ami, le Dr Dupont. Nous lui adressons nos sincères remerciements et l'assurons de notre bon souvenir.

Dans la première partie de ce travail, nous rechercherons, après un court historique du diagnostic, avec quelles affections l'ostéomalacie a pu être confondue et nous verrons qu'il en existe une forme nerveuse pouvant simuler une sclérose latérale amyotrophique, une myélite.

Dans la seconde partie, reprenant les diverses théories émises sur la pathogénie de cette maladie, nous tâcherons de prouver, de par les antécédents des malades, la marche de l'affection et les résultats histologiques, que l'origine infectieuse du ramollissement des os peut être admise.

CONTRIBUTION A L'ÉTUDE

DU

DIAGNOSTIC ET DE L'ÉTIOLOGIE

DE

L'OSTÉOMALACIE

HISTORIQUE DU DIAGNOSTIC

L'ostéomalacie a été longtemps confondue avec le rachitisme. Ce n'est que vers le milieu du xviii siècle avec le cas de la femme Supiot que Morand semble apercevoir la différence qui existe entre ces deux affections. L'observation de Bernard d'Armagnac publiée dans le *Mercure Galant* de 1700 est encore rattachée au rachitisme. Au début, le diagnostic de l'ostéomalacie n'est donc pas discuté.

Si la distinction clinique de l'ostéomalacie et du rachitisme commence avec Morand, ce n'est qu'avec Duncan que cette maladie entre dans le cadre nosologique ; il en fait une entité morbide spéciale en employant pour la première fois le mot « d'ostéomalacie ».

Mais c'est à Lœbstein[1] que revient l'honneur d'avoir décrit, dans son *Traité d'Anatomie pathologique* de

---

[1] Lœbstein, *Anat. pathol.*, t. II, p. 194, 1833.

1833, les caractères distinctifs du ramollissement des
os et du rachitisme.

Cependant, quelques années plus tard, sous l'influence
des idées de Trousseau, Stanski et Beylard dans leurs
thèses de 1839 et 1859 revenant aux théories anciennes
ne voient plus dans l'ostéomalacie qu'une forme
avancée du rachitisme.

Mais bientôt, grâce aux recherches histologiques de
Virchow, Litzmann, Rindfleisch, Cornil et Ranvier,
il fut prouvé que la lésion osseuse différait totalement
dans l'ostéomalacie et le rachitisme. Actuellement, on
sait que ces deux maladies sont dissemblables également
au point de vue clinique.

Le type histologique, clinique, de l'ostéomalacie
étant bien établi, on ne tarda pas à vouloir séparer de
ce groupe une nouvelle forme : l'ostéomalacie sénile.
Charcot et Vulpian[1] donnent les premiers une descrip-
tion de cette maladie qu'ils considèrent comme spéciale
et distincte. Cette note, pour eux, en résume l'histoire :
« Il se produit assez fréquemment chez les vieillards
une raréfaction du tissu osseux qui porte plus particulièrement sur les côtes, la colonne vertébrale et les os
du bassin... Les malades éprouvent souvent de très
vives douleurs sous l'influence des moindres mouvements[2]. »

Cornil et Ranvier font de l'ostéomalacie sénile une
altération différente de l'ostéomalacie vraie et la
rattachent à l'ostéoporose : « On a décrit, sous le nom

[1] Charcot et Vulpian, *Soc. de biol.*, 1863.
[2] Charcot, *Œuvres complètes*, t. VII, p. 485.

d'ostéomalacie sénile, une raréfaction du tissu osseux par agrandissement des espaces médullaires. »

Cependant Demange[1] arrive à des résultats tout à fait contraires et, pour lui, l'ostéomalacie vraie peut se développer chez les vieillards comme chez les adultes. De même, Grajon[2] conclut : « Indépendamment des modifications qui peuvent résulter de l'âge même des sujets, l'ostéomalacie sénile garde son aspect général, ses allures, sa marche et ne saurait d'aucune façon se distinguer de la forme vraie de l'ostéomalacie dont elle ne constitue en somme qu'une étape. »

Actuellement les idées de Cornil et Ranvier[3] ne sont plus admises et l'on regarde l'ostéomalacie sénile comme de l'ostéomalacie vraie.

Il est une autre maladie osseuse que l'on peut confondre avec le ramollissement des os, c'est la maladie de Paget ou ostéite déformante[4]. Au début, le diagnostic entre ces deux maladies est difficile, mais au moment des déformations, l'attitude du malade atteint d'ostéite déformante peut seul servir à faire le diagnostic « l'aspect général du malade est celui des grands singes antropomorphes ». Les os, de plus, sont épaissis et présentent une incurvation régulière, alors que dans l'ostéomalacie les parois osseuses sont très minces et que les os se plient avec une coudure anguleuse.

Nous n'insisterons pas davantage sur ce diagnostic, ayant très rarement à le faire dans la pratique journalière.

[1] Demange, *Revue de méd.*, p. 705-716, 1881.
[2] Grayon, th. Paris, 1892.
[3] Cornil et Ranvier, *Traité d'anat. path.* (1re édit.), p. 433.
[4] Barthélemy, th. Lyon, 1901.

DU DIAGNOSTIC DE L'OSTÉOMALACIE

Le diagnostic de l'ostéomalacie n'est pas toujours facile, surtout au commencement où cette affection ne se manifeste que par des douleurs vagues. Si l'on réfléchit également avec quelle lenteur évolue parfois le ramollissement des os, tel le cas de la malade de M. le professeur Lépine, rapporté par Saulay[1] où l'affection dura trente ans, on comprend combien peuvent être grandes les difficultés du début, alors que seule la douleur peut fournir des indications. A la dernière période de cette maladie, lorsque la taille du malade a diminué, que les membres, le tronc, le bassin ont subi des déformations, le diagnostic est plus facile et prête moins à des erreurs.

Le diagnostic est encore plus délicat suivant que l'on a affaire à une ostéomalacie se développant chez la femme ou chez l'homme. Chez une femme ayant eu plusieurs couches, en présence de déviations du squelette avec accompagnement de douleurs à siège osseux, il est rare que l'on ne pense pas à de l'ostéomalacie et que l'on ne discute pas au moins cette hypothèse. Mais il n'en est plus de même lorsqu'on se trouve en présence d'un homme, le diagnostic s'égare.

[1] Saulay, th. Lyon, 1891.

Car si l'ostéomalacie puerpérale est considérée comme peu répandue en France, l'ostéomalacie masculine est regardée comme un fait encore plus rare. Aussi, souvent cette maladie n'est pas dépistée chez l'homme et passe inaperçue.

Il n'est donc pas inutile, sachant les difficultés du diagnostic, de passer en revue avec quelles maladies on a pu confondre l'ostéomalacie, soit à la période du début, soit à la période de flexibilité.

PÉRIODE DES DOULEURS

A cette période, les symptômes de l'ostéomalacie sont peu caractéristiques et ce que nous connaissons le moins de cette maladie, c'en est le commencement, parce que les symptômes n'ont pu être étudiés que suivant le souvenir des malades. L'un de ceux qui prédomine dans la majorité des cas, c'est la douleur, et rares sont les observations d'ostéomalacie où le malade n'en accuse pas.

Les caractères de cette douleur sont les suivants : elle paraît siéger dans les os ; elle s'irradie le long des membres, et s'exagère dans les mouvements, aussi les malades restent immobilisés dans leur lit pour éviter tout choc. L'intensité de cette douleur est variable depuis celle d'un simple picotement jusqu'à celle d'une névrite.

Douleurs syphilitiques. — Une des erreurs com-

mises quelquefois dans le diagnostic du ramollissement des os, c'est de confondre les douleurs ostéomalaciques avec les algies ostéocopes de la syphilis. Les
malades syphilitiques souffrent dans les membres, au
niveau des principales pièces du squelette ; mais ces
douleurs, à l'inverse des douleurs du ramollissement
des os, siégeraient moins dans la continuité des os
qu'au niveau des extrémités : tubérosités du tibia, épi-
condyle, etc.

Le seul signe vraiment distinctif des douleurs ostéocopes de la syphilis et des douleurs ostéomalaciques réside dans la variabilité de leur intensité : les
douleurs ostéocopes acquièrent leur maximum vers mi-
nuit, ce qui a fait dire à Ricord[1] que la chaleur était
leur excitant, et elles diminuent au moment où le jour
commence à paraître : les algies syphilitiques sont
plus intenses la nuit et au repos.

Les douleurs ostéomalaciques, au contraire, diminuent par le repos : elles deviennent moins fortes dès
que le malade est couché. Tout mouvement provoque
chez les ostéomalaciques une recrudescence des douleurs. Au surplus, ces derniers qui peuvent avoir des
douleurs dans le squelette des membres, offrent tous
des douleurs dans la colonne vertébrale et les os du
bassin que l'on observe peu chez le syphilitique ter-
tiaire. Il semble même que certains ostéomalaciques
peuvent localiser leurs lésions dans les corps vertébraux et ne souffrir que dans la colonne.

Les autres symptômes dont s'accompagne la syphilis

---

[1] Ricord, *Traité des maladies vénériennes.*

servent beaucoup à reconnaître les douleurs ostéocopes et ce n'est pas principalement avec elles que l'on peut confondre les douleurs ostéomalaciques. Nous n'avons pas trouvé, dans la littérature médicale, beaucoup de cas où le fait se soit produit ; mais l'erreur étant possible, il était dans notre tâche de la signaler.

Douleurs rhumatismales. — C'est le plus souvent avec les douleurs rhumatismales que sont confondues les douleurs initiales de l'ostéomalacie. Elles peuvent attaquer en effet une ou plusieurs articulations en s'accompagnant parfois de rougeur, de gonflement.

En lisant avec soin les observations d'ostéomalacie, on voit que souvent on a porté le diagnostic de rhumatisme, que même on a institué un traitement approprié qui n'amenait naturellement aucune modification. Dans l'observation de Strauscheid[1], par exemple, le malade est traité pendant plusieurs années pour des attaques de rhumastisme. « Depuis ce moment (chute dans un escalier) les douleurs dans le dos s'irradiant dans les différentes parties du tronc et des extrémités ne l'ont plus quitté. Plusieurs mois après sa chute, les douleurs devinrent plus violentes et comme elles furent regardées comme de nature rhumatismale, ce malade se soumit à un traitement approprié..... Par deux fois, nouvelles attaques rhumatoïdes s'accompagnant d'une telle difficulté de la marche que le malade dut longtemps garder le lit. »

[1] Strauscheid. *Deut. Med. Woch.*, p. 1209, 1893.

Nous pourrions multiplier les exemples où cette erreur fut commise.

D'ordinaire, les douleurs ostéomalaciques, même lorsqu'elles débutent par une jointure, ne s'accompagnent ni du gonflement, ni de la rougeur, ni de la chaleur que l'on rencontre dans les articulations prises par le rhumatisme. Ces caractères distinctifs n'ont cependant rien de positif, ni d'absolu, car parfois nous trouvons ces signes notés dans des observations d'ostéomalacie : par exemple, l'observation VII de Lotzko :[1] « Début de la maladie en décembre 1883 par des douleurs et du gonflement des os qui disparurent vite.... à la suite d'un séjour dans un endroit humide, on note du gonflement et des douleurs dans les genoux et les articulations tibio-tarsiennes. » Ces douleurs ont aussi parfois un caractère passager comme les douleurs rhumatismales ; elles disparaissent pendant un certain temps, pour ne reparaître que quelques années plus tard, comme chez notre malade de l'observation II.

Parfois ces douleurs ne disparaissent pas complètement, mais diminuent seulement d'intensité.

---

[1] Latzko, *Wiener klin. Woch.*, 1893.

OBSERVATION I (résumée)

(Koehl et Hanau, *Corresp. Blatt. f. Shweizer Aerzte*,
1892, p. 465 et 497.

Femme quarante-neuf ans, veuve depuis neuf ans. A eu deux enfants, tous deux morts. Toujours bien portante jusqu'à *l'influenza* dont elle fut atteinte en janvier 1890. Les deux jambes, le bras gauche furent alors fortement enflés, en même temps que des douleurs apparurent dans ces extrémités. Peu à peu, dans le cours de l'été, tout disparut, si bien que pendant l'automne la malade put travailler aux champs. Les douleurs pourtant ne disparurent pas complètement et, après être longtemps restée assise, la malade éprouvait de la peine à se lever. A Pâques 1891, nouvelle aggravation, c'est-à-dire douleurs violentes, déchirantes dans les extrémités. Depuis ce temps, la malade est au lit. En faisant un mouvement dans son lit, elle se brise en deux endroits le fémur gauche. Fracture de la cuisse droite quelque temps après.

Mort par obstruction intestinale. Autopsie.

Nombreux sont les malades ainsi traités pour des attaques de rhumatisme, qui ne sont au fond que les douleurs initiales du ramollissement des os. Si on a le bonheur de pouvoir suivre quelques années ces malades on voit peu à peu survenir les déformations du squelette. L'impression générale que l'on tire de la lecture des cas d'ostéomalacie publiés, c'est qu'il n'y a presque pas une seule observation où l'on ne pense d'abord à du rhumatisme.

OBSERVATION II

(Due à la bienveillance de M. le professeur Courmont.)

G..., Pierre, cinquante-trois ans, tisseur depuis 1870, entre à l'hospice de l'Antiquaille le 27 avril 1901.

Père mort accidentellement (hernie étranglée), mère morte de pneumonie. Une sœur vivante, bien portante, une autre morte à six mois.

Marié, père de sept enfants dont deux morts en bas âge (variole et diarrhée) tous les autres en bonne santé, sauf un atteint de bacillose pulmonaire, en traitement actuellement dans le service.

Bonne santé habituelle, on ne relève dans les antécédents aucune maladie grave ; pas d'alcoolisme, ni de syphilis, ni de paludisme. A onze ans, fracture double de la jambe droite, sans cal actuellement. Pendant la guerre de 1870, douleurs lombaires et des cuisses, sans qu'il y ait jamais eu de crise articulaire aiguë vraie. Le malade passe dix ans ensuite sans les ressentir : en 1880 environ, le malade faisant ses treize jours, se mouille et fait du gonflement articulaire douloureux au membre supérieur gauche. De 1890 à 1892, pas de véritables rhumatismes, quelques douleurs errantes, surtout costales. Pas de traumatisme connu, sauf une chute sur les reins, qui ne paraît pas avoir de suites immédiates.

Depuis cinq ou six ans, augmentation de ces phénomènes, mais possibilité de la marche jusqu'à il y a cinq ou six mois où celle-ci est devenue très difficile même avec des béquilles, en raison des douleurs et de la faiblesse musculaire.

Etat actuel. — Les phénomènes douloureux occupent surtout les genoux, le malade est faible, ses jambes ne peuvent le soutenir. On ne note, en aucun point, des modifications des téguments : ni rougeur, ni œdème.

Aux membres inférieurs, on constate une diminution très nette de la force musculaire des deux côtés et une atrophie marquée

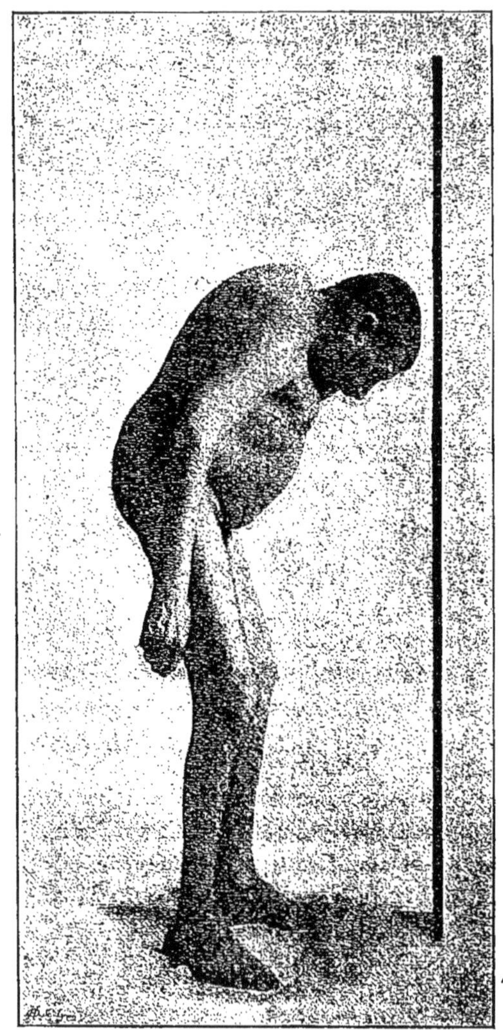

surtout à droite. Les articulations paraissent très douloureuses quand on imprime des mouvements aux membres.

La sensibilité n'est altérée en aucun de ses modes, de même pour la motilité volontaire. Diminution du réflexe patellaire des deux côtés.

Rien de notable aux membres supérieurs. La main droite serre moins parce que le malade est gaucher. Pas de douleurs articulaires. Réflexes normaux. Sensibilité intacte.

L'examen du thorax révèle une déformation très accentuée, la colonne cervicale à sa partie inférieure, et la colonne dorsale à sa partie supérieure présente une cyphose à convexité postérieure. Par la pression, sur les apophyses épineuses, on éveille une légère douleur.

A cette déviation correspond, sur la face antérieure du thorax, une déformation compensatrice sur le sternum : le manubrium se continue avec le corps de l'os, non plus en ligne droite mais en formant un angle à sommet antérieur, à sinus ouvert en arrière.

La taille diminue depuis deux ou trois ans et assez rapidement depuis six mois, le malade mesurait autrefois 1 m. 6o, actuellement il a 1 m. 25.

Aux poumons. — Respiration gênée, obscure par endroits, tenant vraisemblablement aux déformations thoraciques. A la base droite, matité avec foyer de râles humides de moyenne dimension.

Cœur normal. — Pointe au niveau du mamelon.

Langue blanchâtre. Ventre souple, non ballonné. Appétit conservé, mais la déglutition est difficile ; le pain, les solides ne peuvent être avalés. Constipation habituelle.

T. = 37,5.

Urines. — Ne contiennent ni albumine, ni sucre. On recherche, sans succès, l'albumose de Bence Jones. Urée : 12 gr. 5o par litre. D : 1o15 ; Q = 15oo grammes environ.

1o mai. — Examen du sang :

Globules blancs, 1o.ooo.

Examen du sang à sec :

Grands lymphocytes. 34
Interméd. non granuleux 4
   —   granuleux. 4
Grands mononucléaires. 4
Polynucléaires. 54

13 mai. — 3 grammes de salicylate depuis trois jours paraissent améliorer les douleurs.

14 mai. — Le salicylate cause des bourdonnements d'oreilles.

20 mai. — Crises d'oppression et de diarrhée.

25 mai. — Nouvel examen du sang, au triacide d'Ehrlich :

Lymphocytes
  p. 8
  m. 2
  g. 18
Grands mononucléaires. 2
Interne, non granuleux. . . . . »
Polynucléaires. 68
Eosinophiles. 2

7 juin. — Depuis hier, le malade est très oppressé : crachats purulents, nummulaires. Le malade meurt dans la nuit.

Autopsie [1]. — Vingt-quatre heures après la mort.

Face violacée. Abdomen météorisé.

Sternum et les côtes se laissent couper très facilement au couteau. Le sternum se laisse affaisser par la pression ; les côtes sont molles au point de se laisser redresser sans casser ; on peut même les incurver dans le sens contraire. A la coupe, ces os sont mous, les parois réduites au minimum ; la moelle est au contraire rouge, épaisse. La colonne vertébrale est aussi ramollie, le bistouri pénètre facilement dans le corps des vertèbres.

Poumons. — Congestionnés. *Foie* gras : 900 grammes. *Reins :* 125 grammes.

Cœur. — Très pâle, sans lésions valvulaires, les valvules aortiques probablement insuffisantes : 280 grammes.

[1] L'autopsie n'a pu être faite d'une manière complète.

Préparation de la moelle osseuse. A l'éosine *hématéine* et à la *thionine*, on trouve peu de globules rouges : çà et là quelques globules rouges nucléés qui sont peut-être des cellules de Türck. On voit surtout des éléments à noyaux par placards extrêmement serrés. L'immense majorité de ces éléments, plus de 90 pour 100 est composée de petits noyaux ronds, prenant très fortement la couleur, entourés d'une mince zone de protoplasma ayant pris assez fortement l'éosine, en somme ayant toute l'apparence de lymphocytes. Pas de polynucléaires. Le reste des éléments est assez flou, composé de mononucléaires plus grands, à noyaux pâles, vagues, déchiquetés et un protoplasma à peine coloré et indécis. Pas de grains éosinophiles.

Au triacide. — Même impression, c'est-à-dire des lymphocytes à noyaux très ronds et très foncés avec mince zone protoplasmique non granuleuse. Quelques très rares myélocytes neutrophiles ; pas de grands éosinophiles.

En somme, confirmation des données précédentes.

Examen histologique. — Pratiqué par M. le professeur-agrégé Paviot.

Examen du sternum : décalcification au liquide acéto-chromique ; coloration au picro-carmin. On voit en général une moelle osseuse dite très embryonnaire et une intégrité paraissant absolue des lamelles osseuses.

La moelle des espaces médullaires ne compte en général que de rares vésicules graisseuses ; les espaces sont bourrés de cellules rondes, ayant un noyau mûriforme, entouré d'une mince pellicule protoplasmique. Çà et là il y a une cellule plus volumineuse, sans qu'à ce colorant on puisse définir exactement son noyau. Il est à remarquer que les cellules à granulations très abondantes dans certains espaces médullaires manquent complétement dans d'autres. On peut voir que tous les espaces médullaires offrent une véritable infiltration de globules de sang intacts.

Deux points sont à noter : certains espaces sont le siège d'une hémorragie intense, mais ne présentent que de rares cellules rondes, la graisse en a disparu. Enfin, on remarque dans les espaces, immédiatement sous-jacents à la table externe de l'os, que la moelle a pris les caractères de « moelle fibreuse », c'est-à-dire parcourue en divers sens par des fibrilles claires.

Coloration au triacide. — La grande majorité des cellules est formée d'éléments mononucléaires ayant le volume d'un lymphocyte. Dans certaines espaces, on a des cellules à granulations

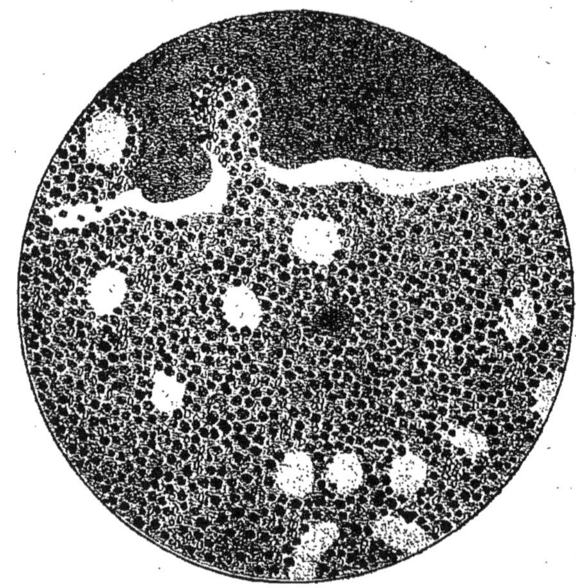

Sternum. Ostéomalacie masculine.

colorées en violet. De temps à autre, on rencontre une grosse cellule à deux ou trois noyaux à protoplasma granuleux. Les cellules à granulations colorées du sang sont exceptionnelles.

Coloration à l'hématéine éosine. — Le seul fait mis en vue par cette méthode est que les granulations éosinophiles sont aussi rares que le triacide le faisait soupçonner. Absence complète de polynucléaires.

Résumé. — Plusieurs attaques de douleurs dont le début remonte à trente ans. Faiblesse musculaire des membres inférieurs et douleurs. Diminution du réflexe patellaire. Cyphose. Diminution de la taille.

Rhumatisme vertébral. — Dans un de nos cas, le diagnostic porté par le médecin de la ville qui vit le malade fut « rhumatisme vertébral ». M. le professeur Lépine, lors d'une discussion à la Société médicale des hôpitaux de Lyon, le 3 octobre 1902, a déclaré que souvent, pour lui, les formes atténuées, localisées à la colonne étaient diagnostiquées rhumatisme vertébral ; que, dans son service, il se méfiait de ces erreurs et portait beaucoup plus souvent que partout ailleurs le diagnostic d'ostéomalacie. Il semble que, lorsque les douleurs se généralisent et à plus forte raison lorsque les déformations surviennent, on ne doive pas longtemps s'attarder au diagnostic de rhumatisme vertébral.

Ce diagnostic peut donc être porté, soit pour un cas d'ostéomalacie localisé à la colonne, soit au début d'une ostéomalacie commençant par la colonne, et ces deux variétés sont sans doute beaucoup plus fréquentes qu'on ne le pense. Pour la première, c'est-à-dire si l'ostéomalacie se généralise, il semble que l'erreur doive finir par se reconnaître, mais dans les cas atténués et localisés à la colonne, l'immobilité, les pointes de feu, le salicylate, et surtout une évolution fatale vers la guérison d'une forme légère laissent subsister l'errreur commise. Nous n'avons pas pu observer ces derniers cas que nous devinons, mais il nous paraît, après l'étude que nous avons faite de l'ostéomalacie à l'occasion de cette thèse, que, en l'absence d'autres localisations articulaires du rhumatisme aigu, nous admettrions de préférence le diagnostic d'ostéomalacie localisée à la colonne contre celui de rhumatisme vertébral.

Il semble que, outre ces formes douloureuses localisées à la colonne, il y en a de non douloureuses ; nous rapporterons plus loin l'observation d'une vieille albuminurique qui a présenté un ramollissement de quelques vertèbres dorsales et lombaires, ayant donné lieu à une lordose rapide (en deux ans) sans avoir souffert et pour laquelle le diagnostic ne fut fait que par les commémoratifs.

Lombago. — L'ostéomalacie peut simuler également, au début, une autre manifestation rhumatismale : le lombago. Le malade se plaint de douleurs au-dessus du sacrum, tolérables au repos, mais devenant très vives à l'occasion du moindre mouvement et principalement dans l'acte de se baisser. Ce fait est signalé dans un assez grand nombre d'observations où les premières douleurs observées furent au niveau « des reins ». On fait le traitement du lombago : ventouses, pointes de feu, etc., sans aucune amélioration. Ces douleurs ont parfois un caractère intermittent et restent localisées aux lombes, mais le plus souvent elles augmentent d'intensité, se généralisent.

Comme pour le rhumatisme, le seul caractère qui puisse faire porter le diagnostic entre le lombago et les douleurs ostéomalaciques, c'est, lorsque ce symptôme est bien marqué, le siège des douleurs qui sont uniquement musculaires dans le lombago : on ne trouve rien d'anormal du côté du squelette.

Coxalgie. — La confusion, pendant un certain temps, peut être faite avec une coxalgie. Nous n'en voulons pour preuve que l'observation de MM. Gayet et Bonnet [1].

OBSERVATION III (résumée).

(Gayet et Bonnet, Revue de Chirurgie, p. 55, 1901.)

Félicie F..., dix-huit ans, entre à la clinique du professeur Ollier, en novembre 1898. A eu six frères et sœurs, tous morts en bas âge, probablement de méningite. Seule survivante, toujours délicate. A neuf ans, elle fit un faux pas, se tordit le pied, mais continua à marcher jusque-là. A treize ans, elle fit une chute, resta un an sans marcher, le genou plié, le pied en extension. Marche ensuite pendant un an

La station debout occasionnait des troubles vaso-moteurs, la jambe devenait violacée, la marche était une cause rapide de fatigue. Tous ces symptômes allèrent en s'aggravant ; au bout d'un an, des contractures douloureuses dans les muscles de la cuisse firent penser à une *coxalgie*. On fit un appareil silicaté que la malade garda trois mois. Les troubles vaso-moteurs disparurent, mais les douleurs très vives l'empêchèrent de garder le silicate ; on l'enleva et on reconnut alors qu'il n'y avait pas de coxalgie. Mais aussitôt les troubles vaso-moteurs reparurent

Entre dans le service de M. le professeur Teissier, en janvier 1895. Les troubles vaso-moteurs qui furent alors observés consistaient en refroidissement, teinte violacée du membre droit. On pensa à une *coxalgie*, puis à une *myélite* ; on ne put poser un diagnostic précis.

[1] Gayet et Bonnet, *Revue de chir.*, p. 44 et 228, 1901.

Le traitément consista en bains sulfureux et chloral à l'intérieur. On fit l'astragalectomie. Suites de l'opération satisfaisantes.
Mort survenue dix mois après l'opération, avec tous les symptômes d'une phtisie pulmonaire.

L'examen histologique de l'astragale prouve la nature ostéomalacique de l'affection.

Névrite. — Il est une maladie avec laquelle on
confond bien au début l'ostéomalacie : ce sont les
névrites. Le malade accuse des points douloureux qui
semblent suivre le trajet d'un nerf auquel on rapporte
l'affection. Le plus souvent, le malade ressentant les
souffrances initiales du ramollissement des os, suivant
le trajet du sciatique, c'est alors à une névrite de ce
nerf que l'on pense.

Dans une observation de Koppen[1], la malade accuse
nettement des douleurs continues et pénibles suivant
le trajet du sciatique. Chez la malade de l'observation
d'Adenot[2], rapportée plus loin, « on crut d'abord à la
sciatique secondaire à la fièvre puerpérale, car la malade
se plaignait souvent de la fesse droite. On pratiqua des
pointes de feu ».

Parfois même, on trouve les signes considérés comme
propres à la sciatique : signe de Lasègue et de Bonnet.
Chez la malade de l'observation VIII, à l'examen du
membre inférieur gauche, on trouve que les mouvements imprimés sont très douloureux, mais que le
maximum de douleur s'obtient par la recherche des
signes de Lasègue et Bonnet.

[1] Koppen, *Arch. f. Psychiatrie*, t. XXII, p. 739.
[2] Adenot, *Gazette hebd. méd. et chir.*, p. 973, 1900.

On peut donc confondre les douleurs du début de
l'ostéomalacie avec des névrites, d'autant plus facilement que l'ostéomalacie peut s'accompagner, comme
nous le verrons, de phénomènes nerveux: il peut y avoir
de vraies douleurs de névrite au cours de l'ostéomalacie.
Il est nécessaire de connaître ce fait, car l'important
est de rattacher les douleurs à leur cause première, de
voir l'ostéomalacie derrière la lésion des nerfs.

Fracture spontanée. — Le diagnostic ne laisse
pas d'offrir encore quelques difficultés, c'est lorsqu'il
existe une fracture spontanée qu'on ne pense pas à
rattacher à sa véritable cause. On accuse tour à tour
une interposition musculaire, une maladie générale, ou
une maladie nerveuse et rarement l'idée se porte sur
le ramollissement des os, L'observation de Pillié et
Bouglé[1] peut nous servir d'exemple : il s'agit d'une
femme âgée de trente ans, qui se fracture le corps du
fémur droit en faisant simplement un effort pour éviter
de tomber. Au bout de deux mois, pas de consolidation.
Le professeur Tillaux pense alors à une pseudarthrose
par interposition musculaire et fait une opération : un
fragment osseux réséqué et examiné histologiquement
dévoile la véritable cause de ce retard de consolidation :
l'ostéomalacie.

Il faut avoir bien présent à l'esprit cette cause assez
fréquente des fractures spontanées et sur laquelle malheureusement on n'insiste pas assez dans les classiques.

---

[1] Pillié et Bouglé, *Soc. anat.*, p. 388, mai 1895.

PÉRIODE DE FLEXIBILITÉ

A la période de formation, le diagnostic de l'ostéomalacie est rendu moins pénible par l'apparition de troubles osseux et les erreurs sont moins fréquentes. Cependant, en présence d'une déformation isolée d'un membre, par exemple, le diagnostic est vite mis en défaut.

On peut citer des cas où la maladie ne se révèle au début que par l'apparition d'un genu valgum. On pratique l'ostéotomie, comme dans le cas de Berger et au bout de quelque temps on peut voir les autres os du squelette devenir flexibles. Dans les cas de Meslay[1], de Berger[2], il y a formation de genoux valgus s'accompagnant de douleurs, d'impotence fonctionnelle et ce n'est que plus tard que l'on vit que les genoux valgus étaient dus à une déformation ostéomalacique commençante. De là, le conseil donné par Berger : « de se méfier des cagneux chez lesquels la déviation du genou en dedans s'est prononcée et accrue rapidement avec des douleurs, en entraînant une gêne de la marche en désaccord avec le degré de déformation. »

Mal de Pott. — Une déviation des os fréquente au cours de l'ostéomalacie est la courbure à convexité postérieure de la colonne vertébrale, courbure siégeant en général au niveau de la région cervico-dorsale. Sur

[1] Meslay, th. Paris, 1896.
[2] Berger, *Presse méd.*, p. 313, 1899.

56 observations, Collineau[1] a voté 3o fois la déviation du rachis. Par suite de cette voussure, la hauteur réelle du cou est diminuée, la tête paraît « rentrer dans les épaules » et ses mouvements sont très limités et douloureux.

Cette déformation se produit, en général, avec accompagnement de douleurs aiguës le long de la colonne vertébrale, qui vont bientôt en augmentant et condamnent les malades au lit.

A la lecture de tels symptômes, on pense tout de suite à un mal de Pott se manifestant sans gibbosité angulaire, mais par une courbure douce et par une parésie des membres inférieurs. Aussi, c'est ce qui arrive souvent et la confusion entre l'ostéomalacie et le mal de Pott est commise. On conçoit d'ailleurs que, dans les cas où le maximum des déformations ostéomalaciques et le maximum des douleurs osseuses sont à la région cervicale, si la ceinture osseuse scapulo-humérale, si le squelette osseux des bras et des avant-bras deviennent douloureux, on peut voir le diagnostic dévier encore davantage, et des phénomènes d'ordre nerveux s'y adjoignant, le diagnostic, non seulement du mal de Pott cervical, être porté, mais encore celui de pachyméningite cervicale ou caséeuse externe ou hypertrophique s'y adjoindre. Et l'erreur s'aggrave encore.

Nous publions plus loin une observation où l'erreur entre l'ostéomalacie et le mal de Pott fut faite. Le diagnostic d'ostéomalacie fut bien discuté et pendant deux

[1] Collineau, *Union méd.*, n° 123, 1861 (th. Paris, 1859).

mois la malade fut regardée comme atteinte de cette affection, mais en présence d'une lésion bacillaire du poumon droit qui venait justifier cette hypothèse, on conclut à un mal de Pott cervico-dorsal et ce ne fut qu'à l'autopsie qu'on reconnut que le premier diagnostic était le vrai.

Cette erreur doit être fréquente, car le diagnostic entre les deux maladies est quelquefois délicat. Souvent il n'y a aucun caractère distinctif qui puisse faire pencher le diagnostic en faveur du mal de Pott. Mais cette dernière affection étant regardée comme plus fréquente que l'ostéomalacie, c'est à elle qu'on pense la première.

Telles sont les principales maladies avec lesquelles nous avons vu que l'ostéomalacie avait été confondue.

Il est une forme d'ostéomalacie sur laquelle l'attention n'est pas été très attirée : c'est la forme nerveuse.

Cependant, dans certaines observations, il y a un fait qui nous frappe, c'est la présence de symptômes nerveux.

FORME NERVEUSE DE L'OSTÉOMALACIE

C'est Killian[1] qui le premier signale des crampes avec contracture dans les mollets, contracture telle que l'ostéomalacique ne peut marcher et que parfois elle persiste sous le chloroforme (cas V de Latzko[2]). Elle

[1] Killian, *Das halisterische Becken*, Bonn , 1857.
[2] Latzko, *Wiener klin. Woch.*, 1894.

semble avoir un siège de prédilection pour les adducteurs de la cuisse.

Cette contracture des adducteurs est citée dans les neuf cas de Latzko ; même dans une observation, cet auteur signale une contracture du releveur de l'anus (?).

Les troubles des réflexes sont également notés au cours de l'ostéomalacie. Dans quelques observations de Latzko, on remarque l'exagération du réflexe rotulien. Dans les cas que nous publions, nous voyons ce fait : chez la malade de l'observation IV, on voit à droite le réflexe rotulien exagéré, moins marqué à gauche à cause d'une luxation de la rotule. La recherche des réflexes montre aussi parfois la trépidation épileptoïde, mais ce phénomène est moins constant que le premier et nous ne le trouvons que chez la malade de l'observation IV.

Les troubles sensitifs, les troubles des sphincters sont en général très peu marqués. Mais il est un autre phénomène que l'on rencontre assez souvent dans le ramollissement des os, c'est la paraplégie. Chez presque tous les malades, il y a parésie des membres inférieurs et parfois des membres supérieurs.

Diverses théories ont été invoquées pour expliquer ce fait. C'est ainsi que Lehmann[1], ne pensant qu'à l'ostéomalacie puerpérale explique cette paralysie des membres inférieurs par le développement exagéré de l'utérus. D'autres voient dans ces paralysies une conséquence d'une lésion de la moelle par pachyméningite ; enfin Koppen admet qu'au cours de l'ostéomalacie, les

---

[1] Lehmann. *Traité des névroses chroniques*, Bonn. 1880.

nerfs traumatisés peuvent s'enflammer et causer une névrite péryphérique. Sans vouloir traiter à fond cette question des troubles nerveux constatés dans l'ostéomalacie par la plupart des auteurs, nous ferons d'abord remarquer que l'idée de Lehmann n'est pas soutenable pour les cas d'ostéomalacie masculine, nous ne la discuterons pas, car il n'est pas douteux aujourd'hui que l'ostéomalacie féminine, l'ostéomalacie masculine et l'ostéomalacie sénile sont une seule et même affection et que les explications données pour l'une doivent s'appliquer à toutes.

Si l'on analyse bien les phénomènes observés chez ces malades, ceux du moins que l'on peut bien dissocier, les douleurs osseuses, on peut dire que, au point de vue sensibilité, on ne trouve jamais de phénomènes objectifs : contact, douleur, chaleur sont toujours perçus sans troubles. A côté des douleurs osseuses, dans certains cas comme dans l'observation VIII, il y a des phénomènes intéressant très manifestement un tronc nerveux ou du moins ses racines constitutives, nous voulons dire le sciatique pour le cas particulier. Chez certains malades, on peut voir aussi des douleurs en ceinture, il est vrai que pour celles-ci on peut toujours se demander s'il ne s'agit pas de douleurs costales osseuses.

La première idée qui vient en présence de ces douleurs sur les trajets nerveux est de les interpréter par un pincement possible des racines originelles dans leur traversée du trou de conjugaison ; le tassement, les incurvations, les déformations de la colonne pourraient faire croire qu'il en est ainsi. Dans une de nos observations, en effet, nous avons constaté à l'autopsie que, suivant les régions de la colonne vertébrale, on avait des trous de conjugaison devenus fentes linéaires et ailleurs au contraire des trous de conjugaison larges. Cette explication ne nous paraît cependant pas exacte pour plusieurs raisons et la principale est que, quand les malades guérissent, les douleurs sur les trajets nerveux disparaissent et cependant les déformations acquises au moment de la guérison restent indélébiles.

Un trou de conjugaison amoindri dans son calibre reste donc ce que l'a fait une déviation latérale de la colonne et cependant la douleur disparaît. On pourrait se demander alors si le périoste voisin de la racine nerveuse ne participe pas à l'inflammation de la moelle osseuse et ne peut, à un moment donné, y faire participer aussi le nerf voisin : si, quand tout serait guéri, les douleurs disparaîtraient.

Il nous semble plus logique de chercher une explication commune aux douleurs sur le trajet des troncs nerveux périphériques, aux atrophies musculaires, à l'exagération des réflexes et au clonus du pied : ces symptômes existent associés dans un très beau cas que nous relations et on les rencontre dissociés dans de nombreuses observations. Cette association, en l'état actuel de nos connaissances, n'est bien explicable que par une lésion de l'axe médullaire et localement aussi des nerfs périphériques.

L'examen histologique des renflements cervical et lombaire du sujet de l'observation III a donné les résultats suivants : « Des petites cellules rondes dans la gaine périvasculaire des vaisseaux pénétrant dans la moelle ; dans la substance grise centrale on voit un grand nombre de petits grains bleus, très ronds et très colorés. Rien du côté des cellules ganglionnaires des cornes antérieures. » On a donc une lésion nette de la moelle, mais pas ancienne et qui ne peut expliquer les anciens phénomènes nerveux de la malade.

Ces résultats négatifs, pour ce cas particulier, ne peuvent faire admettre définitivement que la moelle épinière ne peut être touchée dans l'ostéomalacie par la même cause qui provoque les altérations de la moelle osseuse, car dans notre cas, il faut bien remarquer que si la malade a une nouvelle poussée douloureuse osseuse, les phénomènes médullaires n'avaient pas reparu. Nous pouvons clore cette discussion par un point d'interrogation, à savoir, que peut-être décèlera-t-on dans ces formes nerveuses et peut-être à des degrés divers dans tous les cas d'ostéomalacie, des altérations de l'axe médullaire.

Si certains auteurs ont cité l'apparition de phénomènes nerveux au cours de l'ostéomalacie, jusqu'ici dans les classiques, il n'est pas nettement indiqué que cette affection pouvait simuler une maladie nerveuse à type clinique distinct.

En lisant certaines observations nous avons vu qu'au début on croyait à une maladie de la moelle. Rappelons l'observation de MM. Gayet et Bonnet, où il est dit : « On pensa à une coxalgie, puis à une myélite, on ne put poser un diagnostic précis. »

Vierordt[1], dans son article, signale, en quelques lignes qu'il y a lieu de faire le diagnostic différentiel entre l'ostéomalacie et une maladie de la moelle épinière.

« En présence d'enflures des jambes, de trouble de la marche et de courbature, se traduisant objectivement par l'exagération du tonus musculaire et du réflexe rotulien, on peut être amené à faire le diagnostic différentiel avec une lésion spinale, soit une myélite transverse, soit une paralysie spasmodique, soit une sclérose latérale amyotrophique. »

Voyant ces faits, il est étonnant que le diagnostic entre l'ostéomalacie et une maladie nerveuse ne fût pas plus discuté dans les traités classiques.

Récemment, M. le professeur agrégé Paviot, dans une communication à la Société médicale des hôpitaux de Lyon, le 3 octobre 1902, a attiré l'attention sur ce qu'il appelle la forme nerveuse de l'ostéomalacie. Il a insisté sur ce fait, en donnant lecture de deux observations personnelles qu'il a bien voulu nous permettre de publier, que l'ostéomalacie ressemble parfois tellement à une maladie nerveuse que l'erreur entre les deux affections peut très bien se produire.

OBSERVATION IV

(Due à la bienveillance de M. le professeur-agrégé Paviot.)

Père et mère ainsi que quatre sœurs en excellente santé.
La malade ne se souvient d'aucune maladie longue antérieure,

---

[1] Vierordt, *Pathologie de Nothnagel*, art. Ostéomalacie, t. VII, p. 138

elle prétend même n'avoir eu aucune fièvre éruptive de l'enfance.

Pas de rhumatisme articulaire aigu. Elle n'offre aucun stigmate actuel de syphilis.

Réglée à quatorze ans, toujours régulièrement depuis, jusqu'à l'age de cinquante ans. Mariée à vingt-sept ans, elle a eu deux enfants, pas de fausses-couches ; l'un de ses enfants est mort probablement de tuberculose pulmonaire à quatorze ans, l'autre est bien portant. Son mari l'a quittée depuis longtemps, elle ne veut pas en parler et pleure quand on l'interroge à son sujet.

Luxation de la rotule gauche, en dehors, que la malade affirme avoir toujours présentée et dont elle n'a jamais souffert.

Sa première maladie fut une pneumonie soignée il y a sept ans (1893), dans le service de M. Josserand, à la Croix-Rousse, qui guérit rapidement et sans laisser de traces.

La malade reprit son travail de dévideuse et ménagère, bien portante, pendant deux ans. Puis apparut, il y a cinq ans (1895), le début de la maladie, qui détermina son entrée au Perron.

A l'apparition des premiers symptômes, elle était bonne dans un établissement de bains et attribue sa maladie à son travail qui l'obligeait à être sans cesse exposée à l'eau ou à l'humidité d'un semblable établissement. Elle vit alors apparaître, une faiblesse très marquée des membres inférieurs, puis peu après des membres supérieurs, faiblesse s'accompagnant de douleurs dans les membres et le long de la colonne vertébrale, si bien qu'au bout de trois mois, elle dut entrer à l'Hôtel-Dieu. Là, dans le service de M. Drivon, où elle resta quatre ans, elle eut pendant son séjour, une pleurésie à droite, qui guérit assez rapidement, sous l'influence d'un vésicatoire. Elle était néanmoins confinée au lit par sa faiblesse des jambes et ses douleurs de la colonne vertébrale, qui étaient cependant soulagées par des pointes de feu, souvent répétées.

A son entrée au Perron, en 1900, la malade a cinquante-deux ans, elle est incapable de se tenir sur ses jambes. Elle ne peut lever le talon au-dessus du plan du lit sans l'aide de ses mains, placées sous le creux poplité ; l'impotence paraît plus marquée à gauche, à cause de sa luxation de rotule. Il ne semble pas y avoir d'atrophie de ses muscles ou moins pas de différence à la mensuration d'un côté à l'autre.

A droite, *réflexe rotulien exagéré* et *trépidation épileptoïde;* pour la recherche du réflexe de Babinski, extension nette des orteils. A gauche, ces signes sont plus difficiles à rechercher à cause de la luxation de rotule. Pas d'incoordination.

Pas de point douloureux le long de la colonne vertébrale, la pression sur la tête n'est pas douloureuse; jamais de douleurs cervicales irradiés. La malade se rappelle, qu'au début de sa maladie, elle ressentait dans les deux flancs, une sorte de constriction douloureuse, qui fut complètement guérie par les pointes de feu. Actuellement, aucune douleur, un peu de dépression de l'hémithorax gauche due à la pleurésie ancienne.

Aux membres supérieurs, on note d'abord un tremblement des mains. Ce tremblement, au dire de la malade, fut, au début de la maladie, généralisé à tout le membre, au point qu'elle ne pouvait manger qu'avec difficulté. Actuellement, il n'intéresse que les doigts. C'est un tremblement continu, rapide, chaque doigt tremble individuellement. Les mouvements commandés sont bien exécutés, avec précision, mais lenteur. Les éminences thénar et hypothénar sont atrophiées des deux côtés. L'avant-bras, faiblement musclé, paraît néanmoins intact. A l'épaule, on note une atrophie partielle du deltoïde portant sur les faisceaux internes surtout. Le grand pectoral paraît aussi atrophié. Toutefois, la force musculaire est en partie conservée, quoique diminuée, ainsi, la malade résiste assez bien à l'extension forcée de l'avant-bras. Les mêmes faits sont constatés pour les côtés droit et gauche. A noter, enfin, l'absence de tremblements fibrillaires, ainsi que l'*exagération du réflexe tricipital et de ceux du poignet.*

Un peu de gêne des mouvements d'extension de la tête, la flexion est au contraire plus facile, mais, en somme, tous les mouvements sont un peu limités. *Au début de la maladie, la tête aurait été raide et incapable de mouvements comme le reste du corps.* Tremblement fibrillaire léger de la langue. Pas d'exagération du réflexe massétérin. Pas de parole scandée.

Vue absolument normale. Réflexes à l'accommodation et à la lumière intacts. Pas d'hémianopsie, pas d'exorbitisme, pas de signe de Möbius, ni de Stellwag. Le corps thyroïde présente un lobe médian, nettement hypertrophié, hypertrophie d'ailleurs plus marquée autrefois.

La sensibilité au contact, à la douleur, à la température, minutieusement recherchée aux membres inférieurs, au tronc et aux membres supérieurs, est absolument intacte.

Aux poumons : à la base droite, gros râles sous-crépitants, légèrement métalliques. A la base gauche, siège de l'ancienne pleurésie, quelques râles humides. Au sommet du poumon gauche, on constate les signes très nets d'une tuberculose fibreuse ancienne : submatité, exagération des vibrations, expiration soufflante et gros râles humides en arrière. En avant, exagération des vibrations, bronchophonie.

Au cœur, aucun bruit anormal. On trouve *un peu de tachycardie*, P. = 110.

Les artères ne roulent pas sous le doigt, ne sont pas sinueuses.

Urines : couleur normale, ni sucre, ni albumine. Bon appétit, digestions normales, selles régulières.

Et à ce moment, le 15 décembre 1900, mon prédécesseur dans le service fait écrire le diagnostic de *sclérose latérale amyotrophique*.

6 mars 1902. — Aujourd'hui, à l'occasion d'un malaise léger, on constate une température de 37°9, et aux deux bases, mais surtout à droite, une couronne de râles sous-crépitants humides, assez fins.

10 mars. — Le petit épisode aigu est terminé.

Actuellement, la malade est entièrement confinée au lit dont elle ne sort que rarement pour s'asseoir une heure ou deux pendant que l'on fait son lit ; cela, d'ailleurs, la fatigue beaucoup, dit-elle.

Vue dans son lit, l'aspect est très spécial. Son cou semble avoir disparu en avant et le menton est presque au contact de la fourchette sternale. Les mouvements de rotation, de flexion et d'extension de la tête sont très limités, notamment l'extension est impossible et immédiatement douloureuse ; elle a par suite une attitude soudée de la tête qui est légèrement « rentrée dans les épaules ».

Il y a une cyphose cervicale et dorsale supérieure assez accentuée, à grande courbure et dont la portion culminante répond aux septième et huitième cervicales. Au-dessous, le dos et la région lombaire donnent l'impression d'être plats, il n'y a plus d'ensellure, mais en suivant la ligne des apophyses épineuses, on voit deux courbures latérales, l'une à la convexité gauche à la région cervico-dorsale, l'autre à la convexité droite à la région dorsale moyenne.

La malade signale spontanément une diminution assez considérable de sa taille ; c'est dans le service de M. Drivon que pour la première fois on lui dit qu'elle diminuait. Il est difficile de savoir exactement quels furent les premiers symptômes qui apparurent, des troubles moteurs ou de la diminution de la taille. Elle insiste seulement sur ce fait que, lorsqu'après les pointes de feu répétées, elle commença à marcher avec peine, « elle s'abouchait en même temps en avant ».

Quoi qu'il en soit, aujourd'hui le tassement vertébral paraît indéniable, les espaces intercostaux ont diminué, il semble même que certaines côtes se chevauchent ; en outre, le rebord costal dans les flancs est presque au contact de la crête iliaque. Enfin, trois ou quatre gros plis transverses assez profonds creusent la paroi abdominale antérieure.

Dans la fosse sous-épineuse droite, on voit une tumeur arrondie paraissant tenir au bord externe de l'omoplate, près de son extrémité inférieure et se déplaçant avec cet os ; sa consistance est dure comme osseuse, immobile. Actuellement, elle est entièrement indolore, la malade ignorant même son existence (elle n'est d'ailleurs pas notée dans l'observation de 1900), mais elle dit qu'il y a un an environ, elle a ressenti des douleurs à ce niveau.

Aux membres inférieurs, outre la luxation de la rotule gauche datant du jeune âge, on constate une parésie marquée, surtout à gauche. Le talon gauche, en effet, peut à peine

quitter le plan du lit, tandis que le pied droit vient pénible-
ment, il est vrai, toucher la main placée à 3o centimètres environ
au-dessus. Il n'y a pas d'incoordination.

Il est assez difficile de communiquer des mouvements aux
jambes, la malade s'y prête mal, se plaint qu'on lui fait mal,
la crainte des mouvements semble simuler une certaine rigidité
musculaire.

Comme réflexes tendineux, il y a une exagération notable du
patellaire à droite, on ne peut le chercher à gauche. Le réflexe
du tendon d'Achille n'est exagéré ni à droite ni à gauche (sa
recherche n'est possible qu'en faisant coucher la malade sur le
ventre).

Pas de trépidation épileptoïde, ni de clonus de la rotule, tandis qu'au dire de la malade ces phénomènes existaient très
marqués autrefois.

Les masses musculaires sont en général réduites et d'une façon
diffuse, toutefois moins à gauche qu'à droite ; ainsi, le mollet
gauche donne 2 centimètres de tour de plus que le droit. Pas
d'autres troubles trophiques.

Toutes les sensibilités sont conservées, le contact, la douleur
et la chaleur sont perçues sans erreur et sans retard.

En faisant exécuter des mouvements passifs étendus, on provoque quelques douleurs que la malade ne peut localiser ; toutefois, la pression des muscles et des nerfs ne réveille aucune
douleur.

Aux membres supérieurs, la motilité est affaiblie, notamment
le mouvement d'abduction et d'élévation du bras ne dépasse pas
l'horizontale ; et cependaut il est difficile de se rendre compte
au juste du rôle de l'élément douleur qui arrête ce mouvement ;
la malade ne peut localiser cette douleur, elle ne la place pas
dans l'articulation de l'épaule et on ne peut la faire préciser :
cette articulation n'est pas du tout douloureuse et ne craque pas
dans les mouvements imprimés, quand le bras est vertical. Il est
curieux aussi de voir la contraction des deux biceps éveiller de
la douleur, surtout à gauche, quand la pression à leur niveau, le
froissement même ne l'est pas. Enfin, les trajets des nerfs n'offrent

pas de douleur, ni spontanément, ni au froissement. En somme, pourvu que son dos et ses membres reposent à plat, sur le lit et sur l'oreiller, elle ne souffre pas, mais redoute tout mouvement, même imprimé, qui peut lui faire quitter trop brusquement la situation indolore même des bras.

On note un léger tremblement, rapide et individuel des doigts. Toutefois, les mouvements des mains sont précis et la malade fait bien des travaux d'aiguille. D'ailleurs, la force est assez bien conservée et égale dans les deux mains à la pression.

Les éminences thénar et hypothénar, les interosseux, ont incontestablement subi une réduction, les éminences se sont aplaties, les espaces interosseux se sont creusés; mais il n'y a aucune « griffe ». Les mouvements d'opposition s'exécutent bien, les doigts résistent bien aux tentatives faites pour les éloigner ou les écarter.

Pas d'atrophie d'autres muscles à l'avant-bras ou au bras. Pas d'autres troubles trophiques.

Les réflexes tendineux du membre supérieur et notamment le réflexe olécranien *sont très exagérés.*

La sensibilité est normale et à tous les modes.

On parvient à faire lever la malade; pour cela, elle immobilise son thorax et son cou, on la met en travers sur son lit, et de là, elle bascule et glisse à terre ; sur ses jambes, elle paraît comme soudée, fait de tout petit pas sans abandonner son lit, craignant de souffrir, elle ne peut dire où. Là elle a bien l'attitude soudée et le port de tête du mal de Pott cervical. On doit la remettre au lit en la soulevant, elle est incapable de faire les efforts musculaires nécessaires pour y parvenir seule, sans souffrir.

Du côté de la face, l'exorbitisme est évident ; cependant l'occlusion des paupières se fait complètement, tous les mouvements du globe oculaire se font bien, pas d'incoordination des paupières et du globe oculaire (signe de de Græfe).

Les pupilles sont inégales, celle du côté droit est notablement rétrécie. Réflexe à la lumière normale, réflexe à l'accommodation faible. L'acuité paraît satisfaisante.

La musculature de la face est intacte ; pas de paralysie dans le domaine du facial ; pas de paralysie du voile du palais ni de la langue. Le masque est triste.

Pas d'hémianesthésie, pas d'ovarie, pas d'anesthésie pharyngée.

Le goitre a totalement disparu, sauf un petit lobe médian, paraissant plonger derrière le sternum.

Au cœur, toujours tachycardie très accentuée, on trouve de 15o à 17o pulsations, l'auscultation ne fait entendre aucun bruit anormal.

A ce premier examen que nous pratiquons en prenant le service, examen assez long, et dans lequel celui des poumons est négligé, nous avons l'impression d'être en présence d'une *ostéomalacique*. Pendant deux mois environ nous gardons ce diagnostic, sans l'écrire toutefois déjà sur sa feuille d'observation ; mais nous avions si fermement cette impression, que nous comparions cette malade à la seconde, dont l'observation suivra ; nous disions dans le service que cette malade représentait la forme encore en évolution de l'ostéomalacie qui avait guéri presque totalement chez la seconde. Nous mettions sur le compte de la maladie osseuse, les douleurs, la faiblesse musculaire, le tassement vertébral ; nous considérions que sa tachycardie, ses phénomènes pupillaires et oculaires, son tremblement des mains étaient sous la dépendance d'irritation ou de compression que subissaient dans les trous de conjugaison les *rami communicantes* du sympatique cervical.

Puis vint un jour où, à propos d'une petite poussée fébrile, nous voulûmes compléter l'examen des poumons. Ce jour-là nous trouvâmes les signes notés dans la première observation, de tuberculose fibreuse prédominante au sommet droit, avec rétraction de tout le côté et diminution du murmure jusqu'à la base où s'entendaient des râles humides fixes. C'est sous cette impression, qu'écartant toujours la sclérose latérale amyotrophique, abandonnant l'idée d'ostéomalacie, nous écrivîmes comme diagnostic : *mal de Pott cervico-dorsal ;* qui expliquait la soudure, le tassement, les douleurs, l'atrophie musculaire diffuse, et d'autrefois la trépidation épileptoïde et les exagérations des réflexes tendineux ; jusques et y compris les phénomènes basedowniens.

La maladie continua son évolution torpide et voilà comment elle est notée dans l'observation :

20 juillet 1902. — La malade, dont l'état n'est pas modifié, attire l'attention du côté d'ecchymoses violacées, faisant une grande bande de teinte uniforme à la face postéro-externe de la cuisse, au creux poplité et à la face postérieure de la jambe.

26 juillet 1902.—Une autre ecchymose noirâtre est apparue au bras droit ; de même à la partie supérieure des fesses sont des tâches arrondies, ayant la surface d'une paume de main.

16 août 1902. — Depuis quelques jours la malade présente une infiltration sanguine du tissu cellulaire sous-cutané en différentes régions : à la face postérieure de la jambe gauche, à la face postérieure du bras gauche, aux fesses.

Ces extravasations semblent être survenues spontanément et se sont accompagnées de douleurs assez vives. Toutefois la malade ne sort pas de son lit et les seuls traumatismes qu'elle a pu subir se réduisent aux manœuvres nécessaires pour la remonter ou lui passer le bassin ou une alèze. D'ailleurs, ces douleurs toujours mal localisées, sont si vives, qu'elle redoute tout mouvement qu'on lui imprime, voire même pour la nettoyer ou la remonter au centre de son lit ; depuis longtemps les mouvements n'avaient été si douloureux.

La résorption des ecchymoses s'opère d'ailleurs lentement. Depuis quatre à cinq jours, commencement d'escharre sacrée.

L'appétit est nul, le teint devient gris, la langue est saburrale.

13 septembre 1902. — La malade s'est éteinte la nuit passée, on l'a trouvée morte ce matin à 5 heures. De jour en jour elle s'affaiblissait, car elle ne s'alimentait plus. Les douleurs s'étaient atténuées, comparativement à ce qu'elles furent au moment des ecchymoses signalées plus haut ; mais la respiration était devenue plus fréquente sans toux ni expectoration.

Autopsie. — Trente-quatre heures après la mort, le cadavre est mis sur le ventre pour l'ablation de la moelle. En dénudant la colonne, on constate la paleur jaunâtre et la friabilité des muscles des gouttières.

L'arc postérieur des vertèbres est incisé au rachitome avec une facilité et offre une mollesse qui frappent et rappellent immédiatement le premier diagnostic.

Dans les manœuvres employées pour enlever les vêtements, l'humérus gauche s'est fracturé au col chirurgical. On voit, après mise à nu de l'os, la moelle osseuse rouge violacée de la portion bulbaire ; on constate l'amincissement de la portion compacte de l'os qui est réduite à 2 millimètres au plus d'épaisseur. L'humérus a subi une légère torsion qui a accentué sa torsion normale.

Les épiphyses fémorales inférieures paraissent un peu tuméfiées, leur coque osseuse se laisse déprimer et fléchit sous la pression du doigt comme une balle en celluloïde. Une tranche est prélevée au bistouri dans chacune des épiphyses pour l'examen microscopique, on y voit la portion compacte corticale mince comme une feuille de papier épais ; immédiatement au-dessous commence un tissu gélatineux, louche, tremblotant, de couleur jaune sale, dans lequel se sentent de rares aiguilles osseuses ; certaines parties de la portion spongieuse de l'épiphyse plus liquides se vident et apparaissent de pseudo-kystes ; certaines parties ont une teinte ocreuse d'hémorragie ancienne.

Les os comme les vertèbres se coupent au couteau, leur table externe est amincie, leur portion spongieuse est remplie d'une moelle rouge lie de vin, qui sort en bourbillons nombreux sur la section quand on presse l'os. Le sternum se coupe au ciseau et sur la tranche de section apparaît la même moelle osseuse, comparable à la pulpe splénique de typhique. La cavité des côtes, aussi agrandie, est remplie de la même moelle qui en sort d'un coup sous la pression du costotome.

La calotte cranienne, sur une section à la scie faite dans une des régions pariétales n'offre pas d'augmentation du diploé et pas de rougeur anormale de celui-ci.

Divers fragments sont pris pour l'examen histologique ; ceux des épyphyses fémorales surnagent dans le liquide de Müller.

La colonne vertébrale vue sur sa face antérieure présente diverses incurvations latérales : une première à convexité gauche dans les régions cervicale inférieure et dorsale supérieure, une deuxième à convexité droite à la région dorsale moyenne. Une des conséquences de ces déformations de la colonne vertébrale a été une modification dans le calibre des trous de conjugaison. C'est ainsi que, sur le fragment de la colonne vertébrale qui a été enlevé à la région dorsale, entre les sixième et les dixième vertèbres, on constate que, du côté de la concavité, les trous de conjugaison sont aplatis de haut en bas, l'un d'eux notamment, présente l'aspect d'une fente linéaire où se meut difficilement le stylet.

Il est à noter que la colonne vertébrale a subi ces déviations latérales, mais pas de déviations antéro-postérieures. On est même frappé du fait que le cadavre a tout particulièrement un « dot plat ». L'ensellure lombaire féminine a totalement disparue.

Le bassin présente un diamètre antéro-postérieur notablement rétréci par suite de la saillie du promontoire en avant.

On recherche la tumeur qui avait été mentionnée dans la fosse sous-épineuse droite ; on dénude et on enlève l'omoplate. On constate alors que la tumeur en question n'était qu'apparente et que l'illusion en était donnée par une plicature de l'omoplate ; cet os présente plusieurs sillons circonscrivant des saillies sur la face postérieure. A ces saillies correspondent des dépressions sur la face antérieure. D'ailleurs, l'os tout entier est flexible.

Système nerveux. — On enlève la moelle et le cerveau ; celui-ci paraît sain ; les méninges ne sont pas adhérentes ; l'examen extérieur de la corticalité, les coupes de Flechsig ne montrent rien d'anormal ; il en est de même pour le cervelet et le bulbe.

La moelle est conservée pour l'examen histologique ; à la coupe, elle ne présente pas trace d'altérations macroscopiques. Pas de pachyméningite. On enlève le corps pituitaire pour l'examen histologique, ainsi que deux ganglions rachidiens.

Après l'ouverture du thorax et de l'abdomen, on constate que tous les organes sont en place. Pas d'adhérences péritonéales. On examine alors tous les organes après l'éviscération totale.

Appareil respiratoire. — A droite, une symphyse pleurale totale ; cette symphyse est constituée par des tractus conjonctifs fins qui se dilacèrent assez facilement. Rien de semblable à gauche.

Le parenchyme pulmonaire crépite bien ; on trouve quelques points plus indurés ; à gauche de la languette rétro-sternale, environ à mi-hauteur, on trouve des petits groupes de tubercules jaunâtres, friables et certainement de date récente. Par contre, au sommet droit, sclérose diffuse, cloisonnante, fortement anthracosique, mais de date très ancienne.

Dans tout le reste des poumons, le parenchyme rouge est parsemé d'îlots pigmentés en noir ; la pression fait sourdre un liquide spumeux, légèrement teinté, peu abondant.

Appareil circulatoire. — Le cœur pèse 36o grammes ; rien d'anormal. Le myocarde paraît sain ; les valvules sont suffisantes et souples.

L'aorte est très souple et présente peu de plaques d'athérome et encore celles-ci sont très petites.

Appareil digestif. — Aucun organe de déplacé ; l'estomac est petit, mais ne présente rien d'anormal extérieurement.

Le foie pèse 75o grammes. A un aspect gris jaunâtre et paraît gras. Le parenchyme n'a pas sa consistance normale ; il est friable. A la coupe, il présente un pointillé sanguin et de la congestion diffuse.

La vésicule biliaire est normale ; pas de calculs, pas d'adhérences.

La rate pèse 11o grammes et ne présente pas d'altérations notables ; pulpe légèrement violacée, mais sans ramollissement.

Les capsules surrénales sont de volume normales et paraissent saines.

Les reins pèsent, le gauche 11o grammes ; le droit 12o grammes. Sur une coupe, la substance corticale semble diminuée et on voit des traînées blanchâtres se diriger des pyramides vers la périphérie. Ces lésions sont plus marquées sur le rein droit où l'on voit même un petit kyste urinaire à l'intérieur de l'organe. Néanmoins, la capsule se détache très bien partout.

Le corps thyroïde plonge derrière le sternum ; le lobe médian paraît augmenté de volume; on trouve, à son intérieur, un kyste du volume d'une noix, rempli d'un liquide incolore et circonscrit par une paroi blanchâtre et fibreuse.

Organes génitaux. — L'utérus présente un fibrome typique du volume d'une grosse noix. Les ovaires ne présentent rien d'anormal.

Examen histologique fait par M. le professeur agrégé Paviot.

Examen à l'état frais de la moelle osseuse du sternum et des vertèbres.

Simplement étalée sur une lame et sans coloration, on voit une nappe composée de cellules rondes, réduites au rayon et à un mince trait protoplasmique, et de globules rouges. Ces cellules sont légèrement plus grosses que les lymphocytes.

Sur préparation colorée, après fixation par alcool éther, au bleu d'Unna et éosine, à l'hématéine éosine et au triacide d'Erhlich, un premier résultat est constatable à tous les colorants, c'est *l'absence de tout myélocyte à granulations :* ni granulations basophiles, ni granulations éosinophiles. Les myélocites sont presque tous de même dimension, c'est-à-dire à noyaux un peu plus gros que ceux des globules blancs ; on ne voit aucun polynucléaire; au triacide, la chromatine de ces noyaux ne perd pas la teinte verte d'une façon générale et égale, elle paraît comme semée de points plus verts foncés. Au contraire, la réaction tinctoriale aux autres colorants (bleu et hématéine) montre que les noyaux ne sont pas homogènes, un peu bourgeonnants, mais pas poussiéreux.

A ces divers colorants, tous ces myélocytes paraissent comme dépourvus de protoplasme. On aperçoit un certain nombre de mégakaryocytes qui, eux, ont une certaine sphère protoplasmique nette et de gros noyaux polylobés, mais en général ces cellules médullaires, à ces colorants, en paraissent totalement dépourvus. On rencontre très aisément, au moins par places,

des globules rouges à noyau ou du moins ces cellules à con-
tours bien sertis forment deux plaques ovales de protoplasma
teintées par l'éosine et piquées d'un noyau bien rond, bien homo-
gène, noyau plus petit que celui des myélocytes et tranchant
tout de suite en bleu foncé ou en violet foncé dans les colorations au bleu ou à l'hématéine. Les préparations au triacide
n'ont pas montré de globules rouges nuclées.

Des frottis, sans fixation, ont été colorés, extemporairement,
au *picro-carmin* ; elles ont montré, en premier lieu, qu'il res-
tait encore de grosses gouttelettes de graisse libre, des myélocytes à noyaux très faiblement colorés par le carmin. Par ce
procédé de coloration, la pellicule protoplasmique des myélocytes est visible. On peut même noter qu'elle renferme une couronne de petites granulations réfringentes, paraissant de nature
graisseuse. A ce procédé on trouve des mégakaryocytes, mais
en outre on rencontre aisément les myéloplaxes de Robin, très
aisés à reconnaître par leur plaque de protoplasma granuleux
jaunâtre et leurs multiples noyaux qui y sont déposés sans
ordre.

En somme, comme caractères généraux de cette moelle
osseuse, on voit qu'elle ne répondrait ni à une moelle embryonnaire d'anémie, ni à une moelle embryonnaire d'infection,
mais plutôt, etant donné la disparition de toutes granulations dans les myélocytes, à l'altération, qualifiée par Ehrlich,
de dégénérescence de la moelle osseuse.

Il avait été prélevé un fragment de foie, de rein, de corps
thyroïde, de corps pituitaire, enfin d'ovaire, puis un fragment
de corps vertébral et un fragment de sternum ; enfin les renflements lombaire et cervical de la moelle épinière avaient été
placés dans l'alcool à 93 degrés.

1° *Foie.* — Les coupes montrent une *stéatose intense à grosses
vésicules* qui prédominent dans les parties péri-portales du lobule
et envahit la bonne moitié de celui-ci, avançant au moins à mi-
chemin entre l'espace porte et la veine sus-hépatique centro-
lobulaire. Les espaces portes n'offrent pas de réactions notables.
Les cellules hépatiques restantes non graisseuses sont un peu

petites, leur photoplasma plus sombre et plus granuleux que d'habitude.

2⁰ *Rein*. — Il n'offre pas d'altérations notables sur les coupes, du moins, ni du côté des glomérules, ni du côté des tubes contournés ; il n'y a de plus aucune sclérose de l'organe. On peut remarquer cependant que les artères de la base de la pyramide de Malpighi présentent déjà un haut degré d'artérite ;

3° *Corps thyroïde*. — Il offre sur les coupes les altérations du goitre charnu et de véritables points d'adénome thyroïdien : en général, inégalité des vésicules ; dans l'intervalle des vésicules à colloïdes, nombreuses vésicules à épithélium cubique sans lumière ; sur toutes les coupes, il existe un ou deux points où la glande est devenue une véritable nappe de petites alvéoles remplies de cellules qui n'ont plus la régularité dans leur arrangement ; entre elles apparaissent de petites perles jaunes de colloïde. La glande est en somme dans ces points disloquée et à charpente beaucoup plus grêle ;

4° *Corps pituitaire*. — Sur ces coupes, l'organe nous a paru ne présenter aucune altération. Il se présente avec sa constitution en petites alvéoles, à stroma fibrillaire grêle ; dans ces alvéoles sont des cellules assez polymorphes, disjointes, paraissant libres, ne faisant pas le revêtement régulier ; la plupart sont devenues des blocs remplis de gouttelettes ambrées, claires, assez abondantes pour obscurcir la vue du noyau. Mais nulle part, l'organe ne présente des signes histologiques d'une modification inflammatoire néoplasique ;

5° *Ovaire*. — Sur les coupes, c'est l'ovaire scléreux de femme ayant passé la ménopause et ayant eu des grossesses. Il n'y a plus de traces de vésicules de Graaf ; la couche musculaire lisse superficielle disparaît souvent devant les artérioles hélicines épaisses plongées dans de la sclérose. On voit aussi quelques gros blocs hyalins multilobulaires. Sur chaque coupe, on rencontre un ou deux points où, au milieu d'un tissu plus lâche et plus feutré, apparaissent quelques tubes branchés courts, tapissés d'un épithélium cylindrique. En somme, on peut dire : rien d'anormal pour cet âge et dans ces conditions ;

6º *Corps vertébraux et sternum.* — Les coupes histologiques pratiquées sur des fragments de ces deux os sont assez identiques pour que nous les rapprochions. Nous devons dire en premier lieu que leur seul intérêt est de nous confirmer ce qui est noté dans les frottis, l'absence de granulations d'aucune sorte dans le myélocyte, mais elles ne nous montrent rien de plus et toutefois beaucoup moins que les frottis. Nous constatons sur le corps vertébral, comme sur le sternum que la graisse n'a pas totalement disparu, mais toutefois le nombre de ces vésicules est considérablement diminué. Sur ces coupes (la décalcification a été obtenue par le liquide acéto-chromique), on constate que les myélocytes prennent souvent un aspect de nappe, d'aspect pommelé que lui laissent encore les noyaux, mais où les cellules paraissent comme fusionnées, sombres et granuleuses. Cette altération ne se voit cependant pas dans toutes les alvéoles médullaires ; il en est d'autres, et ce sont les plus nombreuses, où les myélocytes sont bien individualisés, mais leur noyau est toujours un peu bourgeonnant, leur protoplasma très mince se teint légèrement par les colorants et *ne présente plus de granulations d'aucune sorte*. On constate aussi que les globules rouges libres, disséminés dans les nappes de moelle osseuse sont très nombreux. Il ne nous a pas été possible de revoir avec les colorants employés sur les coupes (picro-carmin, hématéine-éosine, triacide d'Ehrlich) les globules rouges nucléés que nous avaient montrés assez abondants les frottis.

Nous notons que cette moelle osseuse n'est nulle part fibroïde, que, nulle part, les lamelles osseuses ne sont corrodées ou entamées d'aucune sorte. Les canaux de Havers, dans ces lamelles comme dans la table externe de l'os, ne présentent ni altérations, ni dilatation. Le périoste de l'os paraît intact sans épaississement, sans survascularisation ;

7º *Moelle. Renflement lombaire et renflement cervical.* — Les fragments, après passage dans alcool successif, ont été inclus à la celloïdine ; les coupes ont été colorées les unes au carmin, les autres au bleu polychrome d'Unna. Des altérations nous semblent indéniables, mais nous faisons toutes réserves touchant leur interprétation, car il ne faut pas oublier que *cette malade est morte en présentant une efflorescence de tubercules récents pulmonaires et dans un état d'inanition progressive.*

Quoi qu'il en soit, nous observons le long de beaucoup de vaisseaux pénétrants de la moelle, dans la gaine péri-vasculaire, de petites cellules rondes. Nous constatons dans toute la substance grise centrale de la moelle une abondance de petits grains bleus, très ronds et très vigoureusement colorés. Enfin, les cellules ganglionnaires des cornes antérieures offrent des bras intacts, aussi allongés que d'ordinaire, des noyaux en place, des amas de grains jaunes, en abondance ordinaire pour l'âge de la malade.

Mais ces corps cellulaires offrent tous une coloration uniforme en bleu foncé dans laquelle les grains chromatophiles ne s'individualisent plus. *En somme, lésion nette et sûrement pas ancienne et ne pouvant expliquer les phénomènes nerveux observés depuis longtemps chez la malade.*

Résumé. — Tuberculose fibreuse du sommet droit. Atrophie diffuse des membres supérieurs : éminence thénar, hypothénar, deltoïde, sans troubles sensitifs. Trépidation épileptoïde, exagération du réflexe rotulien. Tremblement fibrillaire de la langue. Phénomènes basedowniens. Diminution de la taille, tassement vertébral.

OBSERVATION V

(Due à la bienveillance de M. le professeur agrégé Paviot.)

W., piqueuse de chaussures, âgée trente-six ans entre à l'Hospice du Perron en 1892.

Père mort « hydropique » à quarante-cinq ans environ. La malade se souvient qu'il avait un tremblement très marqué des mains, tenant à sa maladie. Il marchait bien.

Mère morte asthmatique avec œdème des membres inférieurs, à un âge avancé. La malade ne peut donner aucun autre détail. Elle n'a jamais connu d'autres maladies à ses parents.

La malade est la troisième enfant ; elle a eu un frère aîné mort à quarante-six ans d'une bronchite chronique.

Une sœur aînée vivante, âgée de cinquante ans. Attaque il y a quelques années : hémiplégie améliorée depuis.

Une sœur cadette bien portante.

Un frère qui paraît bien portant, mais qui aurait eu des palpitations ; et un autre enfin mort à six semaines.

La malade est née dans de bonnes conditions. Elle ne se rappelle avoir eu aucune affection dans son enfance Pas de maladies infectieuses, ni de fièvres éruptives. Pas de convulsions. Elle a marché d'assez bonne heure, a été plutôt précoce au point de vue de son développement intellectuel.

Réglée à treize ans. Mariée à dix-neuf ans. Son mari avait alors vingt-six ans. Il était relativement bien portant, cependant la malade dit qu'elle l'a toujours entendu tousser et, il y a quelques années, cette toux aggravée s'accompagnait de vomissements. Il était manifestement bacillaire. Il fut soigné plusieurs années à l'hôpital pour une « gastrite bacillaire ? », il est actuellement vivant.

La malade a eu cinq couches et une fausse couche. Parmi ses enfants, deux sont morts (cholérine à sept mois, méningite à deux ans et demi) ; trois sont vivants : ceux-ci seraient de constitution chétive, mais ils n'auraient pas de déviation rachitique, ni aucune autre affection caractérisée.

Le passé pathologique de la malade se résume à l'histoire de ses couches ; elle n'aurait jamais été malade autrement.

Première et deuxième couches normales.

Une fausse couche.

A la quatrième couche : pertes sanguines abondantes après l'accouchement ; quelques douleurs peu vives dans les lombes et les membres inférieurs. Faiblesse plus marquée qu'après les couches précédentes.

Cinquième couche : Pertes assez abondantes pendant la grossesse. Accouchement normal mais très douloureux (trois semaines de douleurs). A la suite, faiblesse marquée des membres inférieurs. La malade ne peut plus se porter ; ses membres inférieurs sont raides : ils tremblent au bout d'un moment de station debout. Quelques semaines de séjour à l'hôpital. Il y aurait eu à ce moment de l'albumine. Etat névropathique très marqué.

Sixième couche (huit mois après) : accouchement normal, mais impotence à peu près complète dès le troisième mois de la grossesse.

Raideur et contracture douloureuses des membres inférieurs.

Tremblement de ceux-ci. Douleurs lombaires et thoraciques très vives. L'état serait alors resté stationnaire.

En 1885, séjour dans le service de M. Tripier, où l'on dit, la malade se le rappelle très bien « névrose et maladie des os ». Elle n'y reste que neuf jours ; c'était après le quatrième enfant. Cinq mois après l'accouchement, nouveau séjour de deux mois et demi à l'hôpital ; on applique ventouses et pointes de feu sur la colonne vertébrale : amélioration de la douleur, presque pas d'impotence.

L'année suivante, après le cinquième enfant, elle entre dans le service de M. Mayet. Douleurs aussi vives, tremblement épileptoïde des membres inférieurs, au moindre contact. La malade se rappelle qu'à ce moment on parla de *myélite ou de méningo-myélite*. M. Mayet lui accorda un certificat pour un séjour à la Malou, dans lequel il certifiait une maladie de la moelle épinière.

Séjour ensuite chez M. Mollière : pointes de feu et bromure de potassium sans amélioration. La malade ignore quel diagnostic fut porté à ce moment. Séjour de neuf mois à l'hôpital homéopathique Saint-Luc.

Cinq mois après, séjour de dix-huit mois à la Croix-Rousse, dans le service de M. Audry. Les douleurs rachidiennes remontent ; faiblesse progressive des membres supérieurs. A ce moment, contracture généralisée des quatre membres ; les supérieurs étaient collés au tronc. Pointes de feu, amélioration considérable par l'huile de foie de morue. A ce moment, on aurait diagnostiqué « *myélite ascendante* ».

A l'entrée au Perron, douleurs lombaires ; la paraplégie est améliorée quoique la marche soit impossible. Diminution de la sensibilité aux membres inférieurs.

Les sphincters ont toujours fonctionné normalement; pas d'escarres, pas d'albumine (il y en a eu autrefois).

Rien aux poumons, ni au cœur. Déformation des doigts depuis deux ans : les phalangettes des deux annulaires sont raccourcies, élargies de la pointe et comme subluxées, c'est-à-dire regardant légèrement en avant; d'ailleurs, leur articulation avec la phalangine est à peu près immobilisée.

Diagnostic : *myélite centrale d'origine probablement infectieuse ; déformation arthropatique des doigts.*

4 février 1896. — Pas de troubles de la sensibilité. Réflexe pharyngien normal. La malade marche. Elle va lentement et se tient penchée en avant. Réflexes plutôt exagérés soit aux membres supérieurs, soit aux membres inférieurs.

9 février 1899. — Membres inférieurs : réflexes normaux. Pas de troubles de la sensibilité. Force normale.

Un peu de raideur de la colonne vertébrale. Pas de soudure à proprement parler.

Stigmates névropathiques : un peu de tremblement rythmique des paupières. Pas de troubles de la sensibilité.

Déformation des doigts : un peu d'hyperextension des phalangettes des deux annulaires.

26 juin 1901. — *État actuel.* — L'amélioration a été progressive depuis que la malade est au Perron.

Au point de vue de la *motilité*, il y a très peu de choses à signaler. Plus de contractures dans les membres, à peine y a-t-il une légère raideur des articles. La force musculaire est conservée, la malade résiste très bien à l'extension ou à la flexion des jambes ; elle serre fortement la main.

Pas d'atrophie musculaire. Pas de tremblement des membres ni de la langue; très léger tremblement de la tête, mouvement de négation ; ce tremblement était beaucoup plus marqué autrefois.

Réflexes exagérés aux membres supérieurs et inférieurs ; exagération du réflexe massétérin. Pas de tremblement épileptoïde.

Marche possible sans canne ; la malade se tient bien debout les yeux fermés ; elle ne talonne ni ne fauche, cependant il y a un peu de raideur dans sa manière de porter les jambes en avant et de la poser à terre. Mais la marche fatigue beaucoup la malade ; elle fait au maximum une centaine de mètres en s'appuyant sur sa canne, puis s'assied quelques minutes à cause de la fatigue lombaire que développe cet exercice. Ceci constitue, cependant, une grosse amélioration sur l'état antérieur.

Pas de troubles de la *sensibilité*.

Pas de troubles des *organes des sens*, pas de nystagmus, pas de paralysies oculaires.

Parole normale.

Troubles trophiques. — Pas d'atrophie, mais adipose généralisée. Léger œdème des jambes, œdème de peu d'épaisseur, mais étendu à presque toute la jambe et donnant un peu la sensation myxœdémateuse.

Le *tronc* est tassé sur lui-même, la tête rentrée dans les épaules ; cette attitude est déterminée par une courbure concave en avant des vertèbres cervicales, qui paraît d'assez court rayon, mais qu'on ne peut bien déterminer à cause de l'épaisse couche des parties molles.

Pas de flexibilité dans aucun segment du squelette ; pas de déformation notable.

Résumé. — Après la quatrième couche, douleurs dans les lombes et les membres inférieurs. A la suite des cinquième et sixième couches, impotence des membres inférieurs ; raideur et contracture des quatre membres. Réflexes exagérés.

Pas de troubles des sphincters. Pas de troubles de la sensibilité.

Cyphose cervicale, tassement vertébral. Guérison.

CHAPITRE PREMIER

HISTORIQUE DE L'ÉTIOLOGIE

La pathogénie de l'ostéomalacie est le fait le plus obscur de l'histoire de cette maladie. Sur ce point, de nombreuses théories furent émises, mais jusqu'ici aucune n'a apporté assez de preuves pour réunir tous les suffrages.

Les nombreuses opinions soutenues sur le mécanisme du processus de l'ostéomalacie peuvent se résumer en trois groupes : la théorie humorale, la théorie ovarienne, la théorie infectieuse.

Théorie humorale. — La théorie humorale est la plus vieille en date : elle explique la décalcification de l'os malacique par un acide.

D'après elle, l'ostéomalacie serait le résultat d'un trouble de la constitution des humeurs et serait due à la présence d'un acide en excès dans l'organisme. On a accusé tour à tour l'acide acétique, l'acide carbonique et enfin l'acide lactique.

Dans son livre, Bouchard[1] classe l'ostéomalacie parmi les dyscrasies acides, et dit : « L'ostéomalacie de la

---

[1] Bouchard, *Maladies par ralentissement de la nutrition*, t. I, p. 5ı.

grossesse comme tout autre ostéomalacie, paraît donc compter au nombre de ses conditions pathogéniques une formation exagérée ou une combustion insuffisante des acides organiques et plus particulièrement de l'acide lactique et aussi, d'après Benke, de l'acide oxalique. »

Les expériences de Tripier[1] n'ont fourni aucun résultat : il a donné en vain, pendant un certain temps, jusqu'à 8 grammes d'acide lactique par jour à des lapins « les os étaient plus blancs, plus friables, mais non pas flexibles. Il n'y avait pas de déformation nulle part. »

MM. Gayet et Bonnet ont dernièrement administré à un couple de cobayes 1 gramme d'acide lactique pendant six mois. « Au cours de l'expérience, la femelle a mis bas une portée de trois petits qui ont été élevés avec la même alimentation. Or, ni chez les parents, ni chez les petits, nous n'avons observé des ramollissements osseux. »

Bref, tous ceux qui ont repris ces expériences sont arrivés à des résultats négatifs et l'on peut dire qu'actuellement la théorie humorale n'est plus intéressante qu'au point de vue des expériences qu'elle a suscitées.

Théorie ovarienne. — On se tourna alors d'un autre côté pour expliquer le processus ostéomalacique ; on émit une théorie ovarienne. Cette seconde hypothèse se présente sous deux formes : la première idée, due à Fehling[2], admet que la maladie osseuse est une névrose

---

[1] Tripier, *Dictionnaire Dechambre*, art. RACHITISME.
[2] Fehling, *Arch. f. Gyn.*, t. XLVIII, p. 472-498.

trophique d'origine ovarienne : selon lui, c'est « une trophonévrose du système osseux dépendant d'un état pathologique des ovaires. »

La seconde forme de la théorie ovarienne repose sur les faits de secrétion interne, si bien mis en évidence par Brown-Séquard. L'ovaire, par suite d'une secrétion exagérée ou diminuée, serait la cause des troubles osseux de l'ostéomalacie.

Curatullo et Tarulli [1] ont, par des expériences, voulu confirmer cette théorie. Ils ont castré des chiennes et constaté alors une diminution dans l'élimination des phosphates. Au contraire, en injectant de l'ovarine, après castration, ils ont vu les phosphates s'éliminer dans une grande proportion.

Ces expériences, reprises par MM. Gayet et Bonnet, ont été d'accord avec celles des auteurs italiens ; cependant ils ont soin de dire : « Comme Curatulo et Tarulli, nous ajouterons que cela ne permet pas de conclure à l'action pathogénique des troubles ovariens de l'ostéomalacie. »

En effet, ces expérimentateurs n'ont obtenu aucune déformation du squelette chez leurs sujets.

La théorie ovarienne repose sur ce fait que l'on crut pouvoir expliquer ainsi les résultats parfois heureux de la castration ovarienne.

Voyons si Fehling et ses continuateurs ont bien le droit de fonder une théorie sur la valeur de ce traitement.

M. le professeur Fochier [2], le premier, pratiqua en

---

[1] Curatulo et Tarulli, *Centralblatt. f. Gyn.*, p. 555, 1895.
[2] Fochier, *Lyon méd.*, p. 395-545, 1879.

France l'amputation utéro-ovarienne, après une opération césarienne, chez une malacique qui guérit ; il
pensa modifier ainsi la marche de l'affection. Fehling [1],
dans le même but, quelques années plus tard, pratiqua
la castration double, le résultat fut heureux. Il érigea
alors cette opération en traitement de l'ostéomalacie et
soutint qu'avec la castration, la proportion des guérisons s'élevait à 80 pour 100 environ.

Ce traitement a-t-il la valeur et la signification que
leur accordent certains auteurs ? Il est certain que dans
quelques cas indéniables, la castration fut suivie d'une
amélioration durable. Malheureusement les récidives
ne sont pas rares (cas XI de Fehling) et le traitement a
des insuccès. C'est ainsi que la proportion des cas de
guérison par castration ne s'élève pas à plus de 2
pour 100.

De plus, les heureux résultats obtenus parfois à la
suite de la castration sont-ils dus véritablement à l'opération ? Il nous est permis, sinon de le nier, du moins
d'élever des doutes sur ce point, lorsque nous savons
que cette maladie s'observe chez l'homme, chez l'enfant et chez les vierges et que, dans ces trois catégories,
on trouve aussi des guérisons.

Comme traitement de l'ostéomalacie, on a indiqué
des médicaments tels que le phosphore, le fluorure de
calcium. Trousseau [2] préconise l'huile de foie de morue
avec laquelle il a obtenu deux guérisons. Aussi est-ce
vraiment la peine de faire une opération aussi grave

---

[1] Fehling, *Arch. f. Gyn.*, t. XXXIX, p. 171-197.
[2] Trousseau, *Cliniques méd. de l'Hôtel-Dieu*, t. III, p. 521.

que la castration, si l'on obtient le même résultat par l'huile de foie de morue, « la médication véritablement héroïque ». Si ces deux traitements donnent la guérison, pourquoi donner la préférence à l'intervention chirurgicale?

En résumé, les pourcentages de guérison par castration varient dans de grandes proportions d'un auteur à l'autre, d'un chirurgien à l'autre. Si l'on avait trouvé là le véritable traitement spécifique de l'ostéomalacie, on ne pourrait toutefois l'admettre définitivement que le jour où le pourcentage des guérisons spontanées sera définitivement établi, car il est bien certain que pas plus les auteurs qui croient à l'efficacité du phosphure de zinc ou autres médicaments que les chirurgiens ou accoucheurs qui croient à la castration, personne ne s'est préoccupé de la *guérison spontanée possible* de l'ostéomalacie. En outre, comment croire à l'efficacité d'un traitement qui suspend momentanément l'évolution d'une maladie et nous visons là des cas de castration de Fehling et qui permet cependant un nouveau départ de la maladie. Il est bien certain que, si une action ovarienne était en cause, si la thérapeutique était bien pathogénique, on ne devrait pas voir les récidives que les chirurgiens signalent après l'intervention.

Il nous semble donc que, pour apprécier sainement par rapport aux diverses thérapeutiques proposées, qu'on ait jusque-là fait abstraction d'une considération importante, c'est que *l'ostéomalacie guérit et peut guérir toute seule.*

Nous rapportons deux observations V et VIII qui sont

typiques à ce point de vue : les deux malades guérissent de leur ostéomalacie sans qu'on leur fasse suivre un traitement approprié et sévère.

Théorie infectieuse. — Sous l'influence des idées
pasteuriennes, la nature microbienne de l'ostéomalacie
a été discutée. Certains auteurs ont recherché un
microbe spécifique.

Zurn [1], en 1886, décrivit un microcoque découvert
dans la moelle osseuse des os malaciques. Les recherches de Birch-Hirschfeld [2], Fehling étaient restées
infructueuses, lorsque Pétrone [3], en 1892, crut avoir
découvert, dans le *Micrococcus nitrificans* de Wino-
gradsky, la cause de l'ostéomalacie. Il dit l'avoir rencontré dans le sang de ses malades et avoir reproduit
l'ostéomalacie en injectant à un chien des cultures
pures de ce microbe. Mais, cette idée, étudiée à nouveau par divers auteurs, fut bientôt ruinée ; en vain,
on a tenté de reproduire les diverses expériences de
Pétrone.

Récemment, M. Morpurgo-Siena [4] a communiqué les
résultats de certaines expériences sur des rats blancs.
Cet auteur, en 1898, vit se développer sur quatre rats
qui étaient depuis plusieurs années au laboratoire, une
maladie particulière se manifestant par un affaissement
de la colonne vertébrale, un tassement du bassin, un

---

[1] Zurn, *in* Hoerner, th. Munich, 1886.

[2] Birch-Hirschfeld, *Lehrb. der path. Anatomie.*

[3] Pétrone, *la Riforma medica*, n° 78, 1892.

[4] Morpurgo-Siena, Communication à la *Deuts. path. Gesell.*,
III.

ramollissement des extrémités des os et par un amaigrissement généralisé. Ces rats ayant peu à peu succombé, M. Morpurgo-Siena fit l'autopsie de l'un et un examen histologique et bactériologique des trois autres.

A l'autopsie, on constata que la colonne vertébrale, cyphotique, était facile à couper avec un couteau. Les côtes étaient amincies et brisées en plusieurs endroits. Le sternum, les os du bassin étaient mous. Les membres inférieurs étaient déformés, se laissaient facilement couper et contenaient une moelle rouge.

A l'examen histologique des os, Morpurgo vit que la substance compacte était traversée de longs canaux et de larges lacunes. Ces lacunes et ces canaux de la substance osseuse raréfiée étaient remplis par une matière riche en cellules fusiformes, contenant par endroits des cellules géantes. La moelle était fibreuse.

L'examen microscopique de la moelle épinière montrait dans la substance grise et blanche de rares et petits amas de microorganismes, prenant le Gram, semblables à ceux que va nous faire connaître l'examen bactériologique.

Des morceaux de rate, de foie, de reins, d'os, de moelle épinière, de cerveau, provenant de ces rats, sont broyés, mêlés à de l'agar congelé et mis dans une étuve à 38 degrés. Au quatrième jour, on vit se former dans les tubes ensemencés avec des morceaux de la moelle épinière, un fin précipité blanc. Au bout de vingt-quatre heures, toute la surface fut couverte d'un enduit blanc brillant. A l'examen de ces cultures, on découvrit des diplocoques, unis par tétrades, parfois en petite chaîne, se colorant facilement avec des couleurs d'aniline et résistant au Gram.

Avec ces cultures, Morpurgo fit à des rats blancs et sains des inoculations intramusculaires. Lors de la communication, sur quarante-deux inoculations, il avait eu vingt-sept résultats positifs ; et sur les rats restés sains, neuf étaient inoculés depuis peu de temps. Dans les cas heureux, on remarquait une allure plus indolente des rats, puis après une flexion de la colonne vertébrale et des déformations du tibia. La marche de la maladie n'était pas régulière : dans certains cas, il y eut amélioration ; dans d'autres, d'abord amélioration, puis aggravation.

L'examen histologique et bactériologique des rats inoculés fut pratiqué et concordait avec ceux donnés plus haut.

Lors de la discussion, M. Baumgarten ayant demandé si ces diplocoques différaient des streptocoques pathogènes connus, M. Morpugo répondit qu'il n'était pas sûr qu'il s'agissait d'une espèce particulière de germes et non de streptocoques virulents.

CHAPITRE II

L'OSTÉOMALACIE EST-ELLE UNE MALADIE
« PARA-INFECTIEUSE »?

Maintenant que le processus des infections est mieux connu, que l'idée d'un germe spécial pour chaque maladie n'est plus admise et que l'on sait qu'un même microbe peut causer différentes affections, selon la virulence, le terrain, il y a une autre manière de concevoir la théorie infectieuse : l'ostéomalacie doit être considérée comme une maladie « para-infectieuse » non pas due à un microbe pathogène déterminé, mais à une action à distance sur le système osseux d'une infection quelconque.

Cette opinion semble trouver une confirmation dans les travaux de Charrin et Gley[1] sur le rachitisme expérimental. Par l'action de toxines, ces auteurs ont obtenu, chez des lapins, des tares anatomiques correspondant aux lésions rachitiques : l'action des poisons microbiens dans le rachitisme est bien prouvée. Il n'est donc pas impossible que les infections générales, en comprenant sous ce titre certaines maladies dont le microbe nous est inconnu, comme la syphilis, soient la cause de l'ostéomalacie.

[1] Charrin et Gley, *Soc. de biol.*, p. 220, 1896.

Nous plaçant simplement sur le terrain clinique, en étudiant les antécédents du malade, la marche de l'affection et les résultats histologiques, nous essaierons de prouver la nature infectieuse de l'ostéomalacie.

§ 1. — Antécédents des ostéomalaciques

Les antécédents des ostéomalaciques ne sont pas, malheureusement, fouillés avec soin ; il semblerait que ce point n'a aucune importance sur la production, l'évolution de la maladie. Cependant, on peut voir que très souvent l'ostéomalacique a eu antérieurement une ou plusieurs infections générales et que ses antécédents sont très chargés.

Dans le plus grand nombre des observations, nous trouvons immédiatement avant l'apparition des premiers symptômes de l'ostéomalacie un état infectieux auquel on peut rapporter la cause du développement de cette affection. L'observation d'Hanot et Bouley[1] est typique à ce point de vue ; nous reviendrons, d'ailleurs, sur cette observation dont nous détachons des parcelles ; elle est capitale dans l'histoire de l'ostéomalacie et très connue depuis l'article de M. Hanot[2].

[1] Bouley et Hanot, *Archives de physiologie*, p. 634, 1874.
[2] Hanot, art. OSTÉOM. in *Traité de Brouardel*.

OBSERVATION VI

(Boulet et Hanot, *Archives de physiologie*, 1874.)

M..., trente-neuf ans, passementier. Sauf une pneumonie contractée à l'âge de vingt ans et qui guérit en trois semaines, M..., quoique un peu chétif, avait toujours eu une bonne santé jusqu'en 1866. En 1866, il contracta un chancre suivi de ganglions non suppurés de l'aine, d'éruptions cutanées, de chute de cheveux. *Dès lors commença une série presque continue d'accidents dont le dernier terme est la grave affection pour laquelle il est entré dans le service.* Il eut deux blennoragies, dont une compliquée d'orchite. En septembre 1869, il eut une variole assez sérieuse et resta deux mois à l'Hôtel-Dieu; il en sortait à peine lorsqu'à la fin du mois de décembre, il tomba d'une hauteur de 2 m.50 environ et heurta le sol de la hanche droite. Il ne put se relever et on le transporta dans le service du professeur Gosselin. Il marcha encore quelques temps à l'aide d'une canne, puis commença à retourner à son atelier vers juillet; mais la faiblesse et les douleurs des jambes avaient persisté et il ne faisait, le plus souvent, que des journées incomplètes.

Cette idée de prouver la nature infectieuse de l'ostéomalacie, en montrant que cette maladie est consécutive à un état infectieux, a été déjà discutée par M. Adenot. Pour appuyer son idée, M. Adenot donne une observation d'ostéomalacie due à une fièvre puerpérale grave. Il cite également ce fait observé par M. le professeur agrégé Doyon d'une ostéomalacie se développant chez une chienne de 2 ans, porteur d'une fistule biliaire infectée.

OBSERVATION VII (résumée).

(Adenot, *Gazette hebdomad. de méd. et de chir.*, 1900.)

*Ostéomalacie probablement d'origine infectieuse,
secondaire à une infection puerpérale.*

Mme A. C..., trente-sept ans, couturière; la malade est enceinte
de neuf mois et à terme. Antécédents personnels nuls. Les sept
premiers accouchements se sont bien passés, les suites de couches des six premiers ont été normales.

Elle avait l'habitude de se lever le troisième jour après son
accouchement. Les suites de couche de son dernier accouchement
ont été compliquées de septicémie puerpérale très grave. Tout
alla bien jusqu'au quatrième jour. A ce moment, elle eut des
frissons violents. La fièvre persista au-dessus de 40 degrés pendant un certain temps. Elle fut très malade pendant trois
semaines, on lui fit des lavages intra-utérins et elle resta au lit
environ deux mois.

Au commencement de la convalescence, alors qu'elle ne se
levait pas encore, la malade commença à se plaindre de douleurs
de la hanche, la fesse, les lombes, les côtés du bassin et dans les
côtés du thorax. Ces douleurs vagues étaient continues et très
pénibles.

On *crut d'abord à la sciatique* secondaire à la fièvre puerpérale,
car la malade se plaignait souvent de la fesse droite. On pratiqua
des pointes de feu. Lorsque la malade commença à se lever, on
fut obliger d'abord de la porter pendant plusieurs semaines, puis
elle s'aperçut que sa hanche droite grossissait un peu. Trois
mois après son accouchement, elle ne marchait pas encore. Les
douleurs augmentèrent rapidement d'intensité. Elle ne commença
à travailler que sept mois après son accouchement. Les douleurs
cessèrent progressivement, mais la déformation de la taille et de
la hanche progressa quand bien même. Six ou sept mois après,
cette femme avait retrouvé sa santé antérieure.

Elle redevint enceinte environ trois ans après celle grossesse, ce fut la huitième grossesse. En même temps que la huitième grossesse, les déformations et les douleurs reparurent dans la colonne vertébrale, les fesses et sur les côtés du bassin. La malade remarqua à cette époque que sa taille diminuait : elle aurait rapetissé de 15 centimètres pendant cette huitième grossesse. Elle se mit au lit vers le septième mois, en même temps que les douleurs continues s'établissaient dans les lombes, le thorax, mais principalement dans la région des reins et dans le bassin. Elle ne pouvait faire aucun mouvement sans souffrir. La grossesse arriva ainsi à terme : l'examen permit de poser le diagnostic de bassin ostéomalacique typique.

Revue trois ans après l'opération (opération césarienne conservatrice) la malade ne souffre plus, sauf en un point localisé au niveau des fausses côtes gauches. Elle a abandonné ses béquilles et même sa canne. La déformation a persisté, mais le processus ostéomalacique s'est complètement arrêté.

Nous pouvons relever dans les antécédents des ostéomalaciques d'autres infections. C'est ainsi que la malade de l'observation VIII ressent ses premières douleurs après une fièvre typhoïde grave, onze ans environ après sa première grossesse. Ce n'est pas parce qu'il s'écoule une période de six mois entre la fin de la fièvre typhoïde et le commencement des douleurs qu'on peut nier la corrélation étroite qui existe entre les deux affections : l'infection typhique laisse souvent des complications qui ne se révèlent que plus tard.

Dans l'observation XI de Fehling, on note une récidive partielle à la suite de rhumatisme aigu. Dans l'observation citée de Koehl et Hanau, la malade ressent les premières douleurs à la suite de l'influenza.

OBSERVATION VIII

(Due à l'obligeance de MM. les professeurs agrégés
Roque et Paviot.)

Début de l'affection il y a trois ans et sept mois, la malade avait
cinquante ans, dix ans et sept mois après son dernier enfant.

Mari mort d'une maladie de cœur, neuf mois après la naissance
du dernier enfant. Les accouchements se sont toujours bien
passés : les deux premiers eurent lieu la même année. Le premier
enfant est mort au bout de quinze jours d'affection inconnue. Le
second, âgé de dix-neuf ans est bien portant ; la malade l'a revu
il y a quatre ans, et ses lettres semblent indiquer en effet une
bonne santé. Nous voyons la dernière enfant, âgée de quatorze ans,
elle est de taille courte, sans déformations rachitiques avérées.
L'enfant a des seins a peine formés, paraît avoir dix ou onze ans,
son cœur est très rapide, pas le teint chlorotique, mais des
souffles veineux au cou.

La malade est couturière, elle a été toujours bien portante.
Pas de maladie longue jusqu'à il y a quatre ans. A cette époque,
une fièvre typhoïde, soignée à l'Hôtel-Dieu aux 2es Femmes
(service de M. Teissier), la malade a été baignée. Il semble que
ce fût une forme grave, car quand elle commença à aller mieux,
elle se trouva à l'hôpital sans savoir comment elle y était venue.
Elle ne se rappelle pas le nombre de bains pris. Son séjour fut
de deux mois et cinq jours, elle en sortit au mois d'août. Au
mois de mars de l'année suivante, ayant été bien portante jusque
là, la malade prit une petite bronchite qui semble avoir été un
rhume vulgaire de huit, dix jours de durée et, peu à peu, la
malade prit les premières douleurs.

C'est après la marche que la malade éprouvait dans la crête
iliaque en avant, à droite, des douleurs qui passaient par le
repos et reparaissaient dès qu'elle marchait. Puis bientôt la marche déterminait des douleurs de l'autre côté au même niveau.

« Quand je marchais, dit la malade, on aurait dit que l'os de la cuisse me rentrait dans le corps. »

Du mois de mars 1899 à décembre 1901, les grandes douleurs se limitèrent à la partie antérieure du bassin ; cependant il y avait déjà des douleurs diffuses modérées dans les membres. Au mois de décembre 1901, les douleurs se généralisèrent aux membres ; à ce moment-là, tout mouvement, tout attouchement, même la contraction musculaire réflexe de la crainte déterminaient de grandes douleurs dans les membres supérieurs, mais surtout dans les membres inférieurs ; ces douleurs arrachaient des cris à la malade.

Le dos et la colonne vertébrale en général furent relativement moins douloureux.

Ce serait une quinzaine de jours après son entrée à l'Hôtel-Dieu que la malade entendit parler pour la première fois d'ostéomalacie ; il semble que c'est après avoir pratiqué le toucher vaginal que le diagnostic fut porté. Dans la salle, la malade redoutait tout contact et tout examen.

A l'entrée, il semble que le diagnostic s'égara pendant quelque temps dans le sens de sciatique, ou toutefois que la malade souffrit véritablement dans le domaine de son sciatique gauche, car tout en notant qu'on ne trouve pas à la pression des points de Valleix, le maximum de douleur s'obtient par la recherche des signes de Lasègue et de Bonnet. On fit même une injection d'air qui calma les douleurs que la malade décrit comme fulgurantes et qui lui parcouraient la jambe gauche. A son dire, ces mêmes douleurs existaient à droite, mais moins marquées.

La malade signale que la tête était douloureuse, soit chez elle, soit une fois transportée à l'Hôtel-Dieu. Ces douleurs se traduisaient surtout par le besoin de changer la surface de contact de la tête avec l'oreiller. Elle dit que sur l'oreiller elle ne trouvait pas une bonne place pour la tête ; ces douleurs n'avaient pas le caractère lancinant des névralgies.

Le tout se calma peu à peu. Entre temps, à l'occasion de la réparation de la salle, elle fut transportée dans une salle voisine où tout traitement fut cessé. La malade ne fut même pas exa-

.minée. Jusque là, elle avait été tenue au phosphure de zinc, et l'amélioration se continua pendant ces deux mois. Les dernières douleurs qui persistèrent furent celles de la partie antérieure du bassin.

Voilà ce qu'il résulte de l'histoire posthume de sa maladie racontée par le sujet lui-même, le 9 novembre 1902. L'observation *in extenso* de M. Roque avait été égarée; voici les seuls détails provenant directement du service que l'on nous a donnés :

B. ., Marie, âgée de cinquante-deux ans, entre aux 2es Femmes le 24 février 1902. Père mort d'affection inconnue; frères et sœurs en bonne santé; deux enfants bien portants.

Le malade a été toujours en bonne santé; il y a quatre ans, en juillet, fièvre typhoïde. L'affection actuelle a débuté il y a deux mois par des douleurs dans les articulations scapulo-humérales qui ont rapidement disparu. Jamais de rougeur, ni de tuméfaction.

Il y a deux jours la malade éprouva dans les membres inférieurs, surtout à gauche, une très vive douleur, prédominante à la fesse, en arrière du grand trochanter. A l'examen du membre inférieur gauche, les articulations paraissent libres; on ne trouve pas à la pression des points de Valleix : les mouvements qu'on imprime sont très douloureux, mais le maximum de douleur s'obtient par la recherche des signes de Lasègue et de Bonnet. A droite, les phénomènes sont semblables, mais moins marqués.

Cyphose modérée : pas de douleur le long du rachis.

Cœur : Pointe dans le quatrième espace. A la palpation, choc fort et frémissement présystolique. A l'auscultation, on a un roulement présystolique, mais pas de dédoublement du second bruit. Pouls rapide, petit, tendu.

Poumons : respiration emphysémateuse, très obscure, sans râles. Rien d'anormal à l'abomen.

Mars 1902. — La malade souffre toujours. Douleur à la pression dans la continuité du fémur, au niveau du sacrum, des crêtes iliaques. La colonne vertébrale présente un certain degré de scoliose à droite : grosse gibbosité avec ensellure lombaire. Le thorax a l'aspect emphysémateux. Entre les fausses côtes et les crêtes iliaques, plus d'espace libre ; les dernières fausses côtes semblent plonger dans les fosses iliaques.

Au toucher vaginal, on ne peut placer que deux doigts dans le plan horizontal ; des deux côtés, on touche les parois osseuses du bassin qui semblent s'être, à droite et à gauche, portées sur la ligne médiane.

Juin 1902. — La malade garde toujours les mêmes déformations au niveau du bassin et des vertèbres, mais les douleurs ont diminué.

Octobre. — Les douleurs spontanées ont disparu, la douleur à la pression sur les crêtes iliaques, le sacrum, le pubis, les fausses côtes n'existent plus. Actuellement on introduit quatre travers de doigts entre les fausses côtes et les crêtes iliaques. La malade peut marcher lentement à petits pas.

Mesure à la toise, pieds nus : 1 m. 375.

9 novembre 1902, nous voyons la malade chez elle.

La malade s'est incontestablement tassée ; la première fois que sa fillette la vit debout à l'hôpital, elle trouva qu'elle était devenue plus petite et les premiers temps que sa mère était rentrée chez elle, elle se mettait parfois à côté d'elle, en lui disant que maintenant elle était aussi grande qu'elle.

Actuellement, il y a une véritable disproportion entre la longueur des cuisses et des jambes et le tronc de la malade. Le sacrum est saillant, comme l'articulation sacro-iliaque. L'ensemble du bassin, vu de derrière, a pris une forme tout à fait particulière : les régions fessières latérales se sont déprimées et les masses musculaires, soulevées par l'articulation sacro-iliaque, pointent en arrière.

La malade présente une cyphose à grande courbure à la région dorsale supérieure, sans courbure de compensation en bas, bien marquée. Le menton n'est pas collé au sternum, mais la malade déclare que sa maladie lui a raccourci le cou.

Les dernières fausses côtes arrivent dans les flancs au niveau des crêtes iliaques. La masse intestinale est comme expulsée, projetant, en avant, un petit abdomen globuleux. La peau fait immédiatement, au-dessus de l'arcade crurale, deux à trois petits plis transversaux. La malade n'a plus de douleur en marchant, mais elle a une sensation de gêne qu'elle traduit, en disant qu'elle est comme resserrée au niveau de la ceinture pelvienne, ou plutôt elle montre, pour localiser cette sensation, la surface qui répond aux muscles pelvi-trochantériens. C'est là, quand elle marche, que, dit-elle, cela la tire sans la faire souffrir. Il semble bien que les sensations qu'elle a actuellement, proviennent des modifications secondaires dans les insertions musculaires sur un squelette déformé.

Il n'y a aucune déformation, ni du fémur, ni du tibia, ni des membres supérieurs. Pas de déformations des doigts, ni des phalanges.

Nous avons mesuré la longueur du radius, 22 centimètres, du cubitus, 23 cm. 5, du tibia, 33 centimètres et du péroné, 34 cm. 5 et, grâce à ces données, nous avons recherché quelle pouvait être auparavant la taille de la malade. Nous avons trouvé 1 m. 54. La malade aurait donc perdu 18 cm. 5.

L'écartement des cuisses ne peut pas dépasser 25 centimètres. *Réflexes rotuliens et des radiaux exagérés.* Pas de trépidation épileptoïde.

La malade signale qu'elle a eu des douleurs le long des clavicules et montre nettement ces deux os. D'ailleurs, il subsiste une déformation très nette de la ceinture scapulo-humérale : à gauche, l'épaule est plus haute de ce côté, la clavicule a une direction très oblique, d'arrière en avant, et l'espace sus-claviculaire est réduit de surface. De ce côté, les parties molles qui l'occupent, au lieu de faire un méplat ou un creux, font une saillie en haut.

Il nous semble qu'il n'y a rien au cœur.

Résumé. — Premières douleurs après une fièvre typhoïde, onze ans environ après le dernier enfant. Douleurs généralisées aux quatre membres, au bassin. Bassin ostéomalacique. Diminution de la taille. Cyphose dorsale. Guérison.

Certaines causes sont souvent invoquées comme jouant un rôle dans la production de l'ostéomalacie : ce sont la grossesse, la puerpéralité.

Les statistiques montrent que le plus grand nombre de cas d'ostéomalacie se rapportent à des femmes ayant eu plusieurs couches. Ce fait s'explique bien en admettant la nature para-infectieuse de l'ostéomalacie : la grossesse est une cause déprimante de l'organisme, favorisante pour toute infection ; elle amène de nombreuses modifications dans les divers appareils de la femme, la prédispose à l'envahissement des différents germes pathogènes.

Le développement de l'infection, cause originelle de l'ostéomalacie, se comprend facilement au cours de la puerpéralité : on sait que les femmes en couches sont plus aptes que les autres à s'infecter. La plaie génitale est une porte d'entrée aux germes divers, une sorte de brèche favorisant leur pénétration dans l'organisme. N'est-il pas logique de penser que c'est là la raison pour laquelle l'ostéomalacie est si fréquente au cours de la puerpéralité ?

§ 2. — Marche de la maladie.

En étudiant la marche de l'ostéomalacie, nous verrons que cette affection a tout à fait les allures d'une maladie infectieuse. On peut y relever certains caractères que nous avons l'habitude de rencontrer dans les maladies dites infectieuses : l'ostéomalacie s'accompagne parfois de fièvre, elle procède par poussées.

Nous voyons dans un grand nombre d'observations

que le malade atteint d'ostéomalacie peut très bien présenter plusieurs attaques à des intervalles plus ou moins
éloignées. Quelquefois, l'évolution de cette maladie
présente des périodes d'accalmie très variables. Dans
l'observation de Demange, le malade subit la première
atteinte de son mal à l'âge de quarante ans, à la suite
d'une chute. Au bout de six mois, les douleurs cessent,
le malade peut reprendre son métier de cloutier. Ce
n'est que quarante ans plus tard que Demange eut
l'occasion de voir cet homme et de constater chez lui
une nouvelle poussée d'ostéomalacie. Mais parfois, la
période qui sépare les différentes crises est beaucoup
moins longue : elle peut se réduire à quelques années,
trois ans, comme chez le malade de M. Adenot, ou
même à quelques mois.

A l'image des autres maladies infectieuses, l'ostéomalacie peut se produire pour ainsi dire *épidémiquement*. A ce point de vue, nous avons trouvé deux relations : l'une de Fischer [1], où on voit le mari, la femme,
puis les enfants être atteints successivement d'ostéomalacie; l'autre du Dr Covati [2], de Milan, qui aurait
observé soixante-deux cas d'ostéomalacie en l'espace de
dix-huit ans chez des femmes habitant la vallée de
l'Alna *où la fièvre typhoïde règne épidémiquement.*

L'évolution de l'ostéomalacie n'est pas sans accompagner d'une *poussée fébrile*. Très légère dans la plupart des cas, l'élévation de température peut parfois
s'élever jusqu'à 39 degrés. C'est ainsi que, dans les deux

[1] Fischer, *Prager med. Woch.*, n° 33, 1894.
[2] Covati, in *Traité de Brouardel.*

cas d'ostéomalacie rapportés par Trousseau, la fièvre est notée « Les douleurs du thorax dataient de six semaines et avaient débuté avec un mouvement fébrile. La fièvre était continue, assez modérée pendant le jour, mais avec exacerbation le soir et la nuit. » On ne peut rapporter cette élévation de température à la pneumonie pour laquelle la malade était entrée à l'hôpital et qui datait seulement de quatorze jours.

Dans l'autre cas, l'ostéomalacie est consécutive à un accouchement. « La mère se leva au bout de quinze jours, mais bientôt elle fut prise d'un mouvement fébrile qui revenait deux ou trois fois dans les vingt-quatre heures ; ce mouvement fébrile, caractérisé par de légers frissons suivis de moiteur de la peau, persista pendant tout le temps de l'allaitement qui dura dix-sept mois. » Cette élévation de température accompagnant les douleurs vagues dans la nuque, les épaules, la région lombaire ne peut être rapportée à une poussée de fièvre puerpérale : la durée même de ce mouvement fébrile, dix-sept mois, exclut cette idée.

L'ostéomalacie s'accompagne non seulement de fièvre, mais encore parfois de *suppuration*. Nous n'en voulons pour preuve que l'observation de Bouley et Hanot dont nous citerons quelques passages : « A la partie supérieure et externe du fémur droit, au point où d'après le malade siégeait la fracture, s'observe une tuméfaction de volume d'un poing ; à ce niveau, la cuisse fait un angle saillant au dehors. La tumeur est dure, mais au-dessus il y a la même fluctuation profonde et aussi la même douleur à la pression.

« 25 janvier. — Le malade accuse de vives douleurs

au niveau de la tuméfaction qui a été signalée à la partie supérieure et externe du fémur : le tégument y est plus tendu, un peu rouge ; fièvre, anorexie.

« 28 janvier. — A la partie la plus saillante de la tuméfaction, le petit abcès qui s'est formé donne issue à une cuillerée de pus épais et laisse une ouverture peu profonde qui est bientôt cicatrisée. En palpant la partie enflammée, on reconnaît qu'il y a à ce niveau solution de continuité dans la tige osseuse.

« 24 mars. — Au tiers supérieur et interne du cubitus droit, tuméfaction du volume d'une noisette, rouge et douloureuse.

« 26 mars. — Tumeur analogue à la partie moyenne du bord externe du radius droit. Ces petites tumeurs se résolvent insensiblement.

« 15 avril. — Petit phlegmon au tiers inférieur du bord externe du radius, qui donne bientôt issue à du pus bien lié. A la pression des os de l'avant-bras gauche, sensation de légère mollesse. »

§ 3. — Résultats histologiques.

L'étude des données actuelles sur l'anatomie pathologique de l'ostéomalacie peut nous fournir également des arguments en faveur de la théorie infectieuse.

La décalcification du tissu osseux a été considérée pendant longtemps comme le fait primordial de l'ostéomalacie. Actuellement on sait que la décalcification est consécutive à un processus plus actif du tissu médullaire. Virchow admet que « l'ostéomalacie n'est autre chose que la transformation de la substance osseuse compacte en un tissu médullaire très riche en cellules, analogue à celui du fœtus ». Les altérations de la moelle ont été étudiées avec beaucoup de soins et certains auteurs y ont trouvé des caractères tels que l'on a pu dire que « l'ostéomalacie était une ostéite, mais une ostéite raréfiante » (Virchow) ou « une ostéo-myélite chronique, progressive » (Eug. Vincent[1]).

En effet, si nous étudions la moelle osseuse, à la période de ramollissement sans flexibilité, dite encore d'ostéomalacie fragilis, nous voyons que la moelle est en général d'une couleur rouge framboisée, d'une consistance semblable à la pulpe splénique. Cette coloration rouge de la moelle est considérée comme due à une hyperémie, à des petits foyers hémorragiques. Les caractères de cette moelle ont été très étudiés.

Bouley et Hanot, et Demange analysant leurs cas d'ostéomalacie sont arrivés aux résultats suivants : ils ont noté dans le tissu médullaire un très grand nombre de cellules embryonnaires : « Les canaux de Havers sont agrandis plus ou moins régulièrement. La moelle osseuse renferme quelques rares globules graisseux, des globules rouges nombreux, du pigment sanguin et enfin des cellules embryonnaires, petites, colorées par le carmin. »

Ces dernières années, on a poussé plus loin l'investigation sur les modifications de la moelle osseuse dans les infections. Roger et Josué[2], injectant à des lapins,

---

[1] E. Vincent, *Encyclop. internat. de chir.*, t. IV, p. 354.

[2] Roger et Josué, *La moelle osseuse à l'état normal et dans les infections.*

certains produits infectieux, ont recherché les transformations subies par le tissu médullaire. Ils ont constaté qu'il y avait élargissement des travées avec infiltration d'éléments cellulaires et diminution des aréoles graisseuses. Toutes les cellules sont augmentées de nombre et principalement les myélocytes neutrophiles.

Dominici[1] a mis la question au point en résumant les derniers travaux. Il étudie la moelle au cours des infections caractérisées par la polynucléose, la mononucléose, l'hyponucléose. D'après l'examen du sang fait chez le malade de l'observation II, nous voyons qu'au cours de l'ostéomalacie, il y a polynucléose : 54 et 68 pour 100 de polynucléaires. Dans les cas de Weismayr[2], on a les mêmes résultats : le rapport des mono- aux polynucléaires est d'environ 20/80.

Examinons donc les diverses modifications du tissu médullaire remarquées par Dominici au cours des infections caractérisées par la polynucléose et voyons si ces résultats concordent avec ceux obtenus dans nos cas.

Cet auteur distingue deux réactions de la moelle au cours de l'infection : la première se caractérisant par la multiplication des myélocytes amphophiles, des mégakaryocytes et des hématies nucléés ; la seconde se manifestant par des mononucléaires de petite taille, identiques aux lymphocytes. Mais au cours de certaines

---

[1] Dominici, *Traité d'anat. pathol.* de Cornil et Ranvier, t. II, 2e édit.

[2] Weismayr, *Wiener klin. Woch.*, p. 920-22, 1893.

nfections, on peut trouver un stade plus avancé et avoir une dégénérescence de la moelle : on a alors une altération des hématies nucléés et la disparition des granulations spécifiques des myélocytes.

Dans les examens histologiques de nos cas, pratiqués par M. le professeur agrégé Paviot, nous trouvons signalée la diminution de gouttelettes graisseuses, la présence de globules rouges nucléés. On remarque également ment des myélocytes dans les quatre cas, mais tandis que dans les observations II et IX ce sont des myélocytes à granulations, dans l'observation IV, l'absence des granulations est observée. Cette différence tient probablement à ce que la moelle osseuse dans le dernier cas est à un stade plus avancé et a subi la dégénérescence, se manifestant, nous l'avons vu, d'après Dominici, par la disparition des granulations des myélocytes.

L'absence de grains éosinophiles et de polynucléaires est signalée dans tous les cas. Le tissu médullaire a subi également ce que Dominici appelle la réaction lymphoïde, car nous remarquons des mononucléaires identiques aux lymphocytes.

En rapprochant les caractères donnés par Dominici comme propres à une moelle infectieuse de nos résultats histologiques, nous pouvons conclure qu'au cours de l'ostéomalacie la moelle présente les éléments cellullaires regardés comme manifestant un état infectieux.

On voit donc qu'en interrogeant avec soin les antécédents des malades, bien des cas d'ostéomalacie, sinon tous, paraissent avoir des relations assez nettes avec des maladies infectieuses du sujet, il est même difficile de trouver des observations d'ostéomalacie où un accident ou une maladie d'ordre infectueux ne se rencontrent pas chez le sujet. Pour les ostéomalacies partielles telles qu'Ollier en admettait, telles que MM. Bonnet et Gayet en ont fait connaître, on peut évidemment invoquer parfois le trouble trophique qu'a déterminé un choc, mais ne peut-on tout aussi légitimement admettre que le traumatisme a accompli là son action localisante des virus, action qu'on connaît et qu'on a réalisée expérimentalement pour les os comme pour les jointures.

Parmi les ostéomalacies partielles que l'on retrouve parmi les auteurs, il y a une forme dont l'étiologie et souvent aussi le diagnostic sont difficiles à démêler, c'est le ramollissement localisé à quelques vertèbres. La maladie prend alors, par la localisation de ses douleurs et de ses lésions, une allure segmentaire qui peut éveiller l'idée d'une origine nerveuse centrale.

Deux de nos observations rentreraient dans cette catégorie.

Ainsi il est noté dans l'observation suivante une localisation de la malacie osseuse :

Les deux dernières vertèbres dorsales et les deux premières lombaires, de même toutes les côtes ne sont pas prises également au moins à l'œil nu, les deux premières et les dernières fausses côtes restant indemnes.

Voici cette observation :

OBSERVATION IX

(Due à la bienveillance de M. le professeur Courmont.)

G... Léon, cinquante-quatre ans, entre le 24 juillet 1902 dans le service de M. Courmont.

Père mort à soixante-seize ans avec anasarque et ascite ; c'était un grand alcoolique. Mère morte à soixante-neuf ans d'une attaque d'apoplexie. Deux frères sont morts en bas âge, mais il reste encore trois sœurs très bien portantes.

Le malade est cafetier à Lyon ; il boit environ 2 litres de vin par jour, très rarement des petits verres, jamais d'absinthe. Marié, sa femme est bien portante (c'est sa seconde femme, la première est morte bacillaire ; il en avait eu cinq enfants: l'un est mort à dix-huit mois, les quatre autres sont bien portants). Pas de syphilis. Excellente santé habituelle, aucune maladie ; jamais de bronchite, pas de fièvre typhoïde, ni de rhumatisme.

L'affection actuelle daterait du 7 mai 1902. Le malade raconte qu'il portait un seau de 10 litres, lorsqu'en voulant le soulever, il sentit une douleur vive aux reins ; il compare la sensation qu'il ressentit à celle d'une luxation de la colonne. Cette douleur fut si vive qu'il ne put se relever; il resta plié en deux; quelques heures après, il put se redresser, mais à grand'peine, et les jours suivants, le moindre mouvement imprimé à la colonne lui faisait pousser des cris. Il prenait des bains de caisse, mais fut forcé d'y renoncer à cause des douleurs que provoquait chez lui le moindre mouvement.

Vers la fin de juin, M. G... le vit et diagnostiqua « lombago rhumatismal » ; mais les douleurs augmentant toujours, on lui conseilla d'entrer à l'hôpital. Depuis le 14 juillet, la marche est devenue impossible.

Etat actuel. — Excellent aspect général; le malade croit cependant avoir maigri un peu. Bon appétit, langue bonne, pas de troubles gastriques, ni diarrhée, ni constipation. L'abdomen est souple, indolore. Pas de grosse rate ; pas d'hypertrophie du foie. Pas de ganglions dans les aines, ni dans les creux sus-claviculaires.

Cœur : La pointe n'est pas sentie, mais paraît battre dans les cinquième et sixième espaces, sur la ligne mamelonnaire.

Bruits normaux ; pas de souffles. *Le pouls est tendu :* 110 ; pas d'irrégularité des deux pouls radiaux.

Poumons. — Le malade ne tousse pas, ne crache pas. Examen pulmonaire négatif. Quelques jours après le début de la douleur, le malade s'aperçut qu'il était *enroué* et cela sans coryza, ni bronchite. Depuis, l'enrouement persiste, parfois le malade a de la peine à parler, lui qui avait, paraît-il, une jolie voix de baryton.

Pupilles légèrement inégales, la gauche moins que la droite ; elles réagissent cependant bien toutes deux à la lumière.

Thorax. — Pas de scoliose. Rien d'objectif, sinon peut-être un très *léger œdème* au niveau des dernières vertèbres dorsales et lombaires.

La douleur maxima est au niveau de la dixième et douzième dorsales. Cette douleur s'irradie des deux côtés, au niveau des trois derniers espaces intercostaux et dans la région comprise entre la dernière fausse côte et l'os iliaque. La douleur à la pression est même plus vive à la pression sur les côtés que sur la ligne médiane et à gauche qu'à droite. Tous les mouvements de la colonne sont très douloureux ; le malade ne peut s'asseoir, ne peut marcher à cause de cette douleur, bien qu'il n'ait aucune paralysie des jambes ; il dit lui-même : « Ce n'est pas la force qui manque, c'est le haut du corps qui ne peut se porter sur les hanches. »

Pas de troubles de la sensibilité ; cependant une zone douteuse d'hyposthésie au niveau du mamelon gauche. Pas d'anesthésie périnéale.

Pas de troubles moteurs, sensitifs, ni trophiques dans les jambes.

Signe de Lasègue bilatéral très net. Réflexes rotuliens normaux.

Léger clonus des deux pieds.

Urines. — Ni albumine, ni sucre. T. $= 37$ à 38 degrés.

Petites taches purpuriques à la face interne des cuisses et aux mollets.

28 juillet. — Hier (dimanche), le malade a reçu la visite de sa femme. Le soir, à 7 heures, il fut prit brusquement d'un grand frisson ; il ne pouvait parler. Stertor. A 8 heures, la température est 39°7, le pouls 140. A 6 heures matin, la température est tombée à 37°2 et le pouls à 106. Le malade répond aux questions, mais semble encore obnubilé. Parésie faciale droite; parésie des membres du côté droit. Pas d'hémianesthésie, mais légère hypoesthésie du côté droit. Le malade urine au lit au moment de l'attaque.

29 juillet. — Ce matin, la parole est embarrassée; obnubilation. Le malade est constipé et perd ses urines. Toujours parésie du côté droit. La paralysie faciale droite est très nette avec déviation de la langue de ce côté. Sa voix est absolument éteinte; pas d'albumine, pas de température. Troubles de la déglutition ; les pupilles sont dilatées, inégales, celle de gauche étant plus grande. Le malade souffre toujours dans les reins et dans le dos. P. $= 122$, cœur très bon.

2 août. — Depuis son attaque, le malade délire, perd ses matières; il parle très difficilement; parésie des membres du côté droit; paralysie faciale droite. P. $= 120$.

3 août. — Le malade meurt dans la nuit par asphyxie lente.

Autopsie. — Vingt-quatre heures après la mort.

Pas d'adhérences des plèvres. Pas de cicatrices tuberculeuses au poumon, mais congestion très intense surtout aux deux bases, qui n'atteint pas cependant jusqu'à la véritable hépatisation.

Cœur gauche dur, sans lésions valvulaires, ni athérome, ni péricardite.

Foie congestionné 1 kg. 450.

Rate 200 grammes.

Rien aux *reins;* péritoine et intestins sont sains.

Cerveau : Les os du crâne sont durs, pas de méningite, le

liquide céphalo-rachidien est seulement un peu plus abondant. La pie-mère se détache bien, sans granulations tuberculeuses. Le cerveau, le cervelet, le bulbe et la protubérance sont sains ; pas d'hémorragie, ni de tension intra-ventriculaire exagérée.

Moelle. — Les vertèbres cervicales et les premières dorsales sont dures ; les vertèbres sacrées et les vertèbres lombaires sont dures, mais les deux dernières dorsales et les deux premières lombaires sont très friables.

On peut les arracher par lambeau avec des pinces ; il se fait une fracture spontanée de la colonne à ce niveau, bien que les organes abdominaux ne fussent pas encore enlevés. Ce tissu osseux friable est rouge, lie de vin ; pas d'abcès, ni de lésions tuberculeuses appréciables. Rien aux cartilages.

La moelle est saine, ainsi que les méninges.

Thorax : A l'ouverture du thorax, on remarque que les côtes, sauf les deux premières et les dernières fausses côtes sont encore plus friables que les vertèbres. On les coupe facilement avec le bistouri. La moelle osseuse de ces côtes est lie de vin. Rien aux cartilages costaux. Le sternum est également friable, moins cependant que les côtés.

On ne trouve donc que de l'ostéomalacie de certaines vertèbres, de certaines côtes et du sternum, au niveau des douleurs accusées.

Cette ostéomalacie suffit à expliquer les phénomènes lombaires et même l'inégalité pupillaire et la tachycardie ; elle ne nous explique ni les troubles bulbaires de phonation et de déglutition, ni l'hémi-paralysie faciale, ni le délire. La mort est survenue vraisemblablement par une congestion pulmonaire fébrile voisine de la pneumonie.

Examen histologique, pratiqué par M. le professeur agrégé Pavlot

Les colorations sur frottis n'ont pu donner de résultats pour la raison que les lames desséchées n'ont été fixées que quarante-huit heures après la prise. Les colorations diverses n'ont eu qu'une élection insuffisante sur les éléments et, par suite, nous ne voudrions tirer aucune conclusion ferme.

Il avait été prélevé pour l'examen histologique un fragment de vertèbres, de sternum et de côtes. Après décalcification, d'ailleurs très rapide au liquide acéto-chromique, les coupes obtenues, colorées, les unes au picro-carmin, les autres à l'hématéine éosine, d'autres enfin au triacide d'Ehrich ont donné les résultats suivants :

La graisse a disparu presque en totalité ; on n'en retrouve plus que de rares gouttelettes.

Le picro-carmin montre des myélocytes en grande abondance, relativement peu de globules rouges et pour ainsi dire point de myéloplaxes. Ces myélocytes sont à peine plus volumineux que des lymphocytes ; ils sont presque réduits au noyau et ont une pellicule protoplasmique à peine visible.

Les lamelles osseuses de la table externe de l'os, côtes, sternum ou vertèbres ne semblent subir aucune altération : pas de corrosion lacunaire, pas de modifications, même colorantes pour les lamelles qui sont au contact même de la moelle osseuse.

Les corpuscules osseux, les cartilages voisins ne sont pas altérés.

Le triacide d'Ehrlich montre des myélocytes, tous de même dimension et pauvres en protoplasme. Les myélocytes à granulations neutrophiles sont relativement peu nombreux, mais on ne voit aucun éosinophile. Pas de grands éléments pâles et multinuclées (mégakaryocytes.)

L'hématéine éosine donne des résultats semblables à ceux du triacide et, notamment, on ne trouve aucune globule rouge nucléé (il est vrai que nous n'avons bien vu ceux-là que sur des frottis).

Résumé. — Ethylisme léger. A la suite d'une chute, impotence des membres inférieurs : station debout impossible. Rien du côté des viscères. Tachycardie. Paralysie des deux cordes vocales. Inégalité pupillaire. Œdème au niveau des dernières dorsales. Signe de Lasègue bilatéral ; clonus des deux pieds. A l'autopsie, ramollissement des deux dernières vertèbres dorsales et des deux premières lombaires, des côtes, sauf les deux premières et les dernières fausses côtes.

En déduirons-nous une distribution métamérique ou segmentaire d'un trouble trophique d'origine osseuse. Non, on peut remarquer d'abord que les côtes ramollies ne sont pas celles qui répondent aux vertèbres malades; de plus, il n'a jamais été noté dans aucun cas de troubles sensitifs ou trophiques cutanés, à disposition métamérique ou segmentaire. Au surplus, une disposition pareille à celle que l'on vient de voir dans l'observation précédente est tout aussi aisément explicable par la distribution vasculaire. Une même action d'origine infectieuse ou para-infectieuse pourra s'exercer par l'intermédiaire des intercostales sur un nombre restreint de côtes ou bien toujours, par la circulation, à un nombre restreint de vertèbres, sans qu'il soit besoin de faire intervenir la métamérie nerveuse.

Il est évident que les cas dans lesquels l'étiologie infectieuse ne peut se retrouver sont les cas les moins graves ou du moins les moins étendus, les moins généralisés, ceux dans lesquels, en somme, où le poison microbien a restreint son action à quelques os. Or connaît-on toujours bien les portes d'entrée de maladies infectieuses, incontestablement infectieuses, comme certaines endocardites non rhumatismales, certains purpuras, certaines lymphadénies, le rhumatisme articulaire aigu lui-même, etc... Vient-il à l'idée pour la raison que l'on ignore le mode de pénétration, de discuter aujourd'hui que ces maladies ne sont pas de nature infectieuse. Et ne savons-nous pas que les portes d'entrée les plus minimes, mais vite fermées, peuvent être celles par lesquelles les agents les plus virulents envahissent l'organisme.

Mais dans les formes très généralisées d'ostéomalacie, il est bien rare que les antécédents ne fournissent à profusion des causes infectieuses à invoquer.

Nous avons dit que l'ostéomalacie puerpérale ne pouvait pas être citée comme preuve à l'appui d'une étiologie dyscrasique ou humorale ou « trophique par sécrétion interne » de la maladie. D'abord parce qu'on ne peut jamais répondre que la malade a été à l'abri d'une pénétration, si restreinte soit-elle, de diverses infections, mais ensuite une telle pathogénie présente un vice rédhibitoire en pathologie générale ; elle n'est pas applicable à tous les cas de la même maladie et en particulier pas chez l'homme.

On pourrait objecter que l'ostéomalacie s'est observée dans le diabète, dans l'albuminurie ; or la cause intime du diabète lui-même est-elle bien connue ; quelle que soit la pathogénie que l'on accepte pour expliquer l'hyperleucémie ou la glycosurie, personne ne sait encore comment et pourquoi le ferment glycolitique ou les appareils glycosoformateurs sont troublés dans leur fonction normale.

Pour les cas d'ostéomalacie vus au cours de l'albuminurie, l'idée pourrait venir qu'ils sont d'origine humorale et nous employons ce mot dans son sens le plus large et le plus vague qu'on puisse lui accorder ; or, nous pouvons relater le cas suivant survenu chez une vieille femme depuis longtemps albuminurique. Il nous permettra une double démonstration, à savoir que chez une vieille et chez une albuminurique l'ostéomalacie offre les mêmes caractères histologiques que chez les jeunes et en dehors de l'albuminurie. Voici cette observation :

OBSERVATION X

(Due à la bienveillance de M. le professeur agrégé Paviot.)

R..., Marie, âgée de quatre-vingts ans, ouvrière en soie, est à l'hospice du Perron depuis 1846. Père et mère inconnus. La malade est célibataire, réglée à quinze ans, mais irrégulièrement. Ménopause à quarante ans environ. Aucune affection à signaler dans l'enfance jusqu'à l'âge de dix-neuf ans. A cette époque, la malade vit apparaître au niveau du cou-de-pied droit une tuméfaction volumineuse : entrée à l'hôpital, on l'opère et la malade prétend qu'on lui a enlevé un os (astragale). Depuis cette époque la malade affirme avoir toujours souffert de la jambe droite. Elle entre à l'hospice du Perron à l'âge de vingt-sept ans, en 1846.

En 1855, la malade aurait eu probablement de l'ictère grave : en tout cas, elle aurait eu de la jaunisse, une fièvre intense et un état général mauvais. Jamais d'hémoptysie, d'ailleurs la malade déclare tousser peu et ne s'enrhume pas facilement. Actuellement, la malade se plaint de douleurs articulaires, ces douleurs ont commencé au niveau du poignet droit pour prendre peu à peu toutes les articulations (mais jamais d'attaque franche de rhumatisme). Douleurs en ceinture très vives. A l'examen, on constate :

Membres supérieurs : déformations articulaires, surtout au niveau de la main avec quelques nodosités d'Heberden. Douleurs articulaires de la main gauche, rétraction du petit doigt consécutive à une coupure.

Membres inférieurs : Douleurs articulaires. A droite, le pied est en extension sur la jambe avec complète ankylose. A gauche, tuméfaction du genou, douloureux, un peu rougeâtre.

Cœur : La pointe bat dans le cinquième espace, mais très en dedans de la ligne mamelonnaire, à environ 5 centimètres de l'appendice xiphoïde. Rien à la palpitation large. A l'auscultation, à la pointe, le premier bruit est traînant, soufflant. Eclat du second bruit au foyer aortique. Légère matité aortique.

7 décembre 1899. — La malade a été prise dans la soirée d'un épistaxis assez abondant (150 grammes environ) qui s'est arrêté par le tamponnement antérieur avec l'eau de Pagliari.

9 décembre. — Nouvel épistaxis, moins abondant que le premier, ayant cédé au tamponnement antérieur.

11 décembre. — Troisième épistaxis de 100 grammes environ, arrêté de la même façon que les premiers.

16 avril 1901. — M. le professeur Paviot étant chef de service, examen de la malade.

Depuis trois semaines, l'enflure des jambes a augmenté. A l'examen des urines, on a un *disque d'albumine* abondant. Pouls régulier : 100, à tension marquée.

A l'*examen des poumons*, on constate aux deux bases des râles humides bulleux, on en retrouve quelques-uns aux deux sommets qui n'ont pas le caractère de craquements et qui sont peu confluants, disséminés, et très mobiles. Sous la clavicule gauche, respiration très emphysémateuse.

D'ailleurs *le thorax* est très déformé, la colonne fait deux courbures à concavité antérieure, l'une à la région dorsale et l'autre à la région lombo-sacrée, séparée l'une de l'autre par une dépression anguleuse assez brusque, siégeant à la partie inférieure de la colonne dorsale. Pas de déviations latérales. Il est à noter que l'angle saillant en avant qui sépare les deux courbures à convexité postérieure est lui-même assez aigu et fait une encoche brusque entre les deux courbures qu'il sépare.

La malade raconte trois chutes successives sur le dos, dans la salle, du haut de sa hauteur. Jamais de trace d'abcès par congestion. Cependant les gens de la salle, sœurs et malades qui la connaissent depuis longtemps, affirment que ces déviations ne remontent pas au delà de deux ans et que, jusque là, la malade avait le dos plat et qu'elle ne semble s'être déviée que depuis sa chute. A la suite de celles-ci, elle aurait eu un peu de faiblesse dans les membres inférieurs sans paraplégie, sans troubles des sphincters. D'ailleurs actuellement, ni exagération des réflexes, ni troubles de la sensibilité. Quoi qu'il en soit, le thorax est déformé, tassé, la tête rentre dans la ceinture scapulo-humérale claviculaire. Les côtes inférieures sont saillantes.

Cœur: Le cœur a des battements énergiques. La pointe ne se localise pas. Au niveau du maximum de pulsation (troisième espace) on a un premier bruit auquel se surajoute un bruit qui, sans donner le rythme du galop, donne plus l'impression d'une sorte d'achoppement : quelquefois aussi, dans le même point, il apparaît, pendant quelques révolutions, un souffle mésosystolique, anorganique très variable.

L'abdomen est traversé au niveau de l'ombilic par une dépression transversale profonde, le rebord des côtes s'avançant au devant de la ceinture pelvienne, aussi l'exploration de l'abdomen ne donne aucun résultat.

Le genou gauche est douloureux, le gros orteil gauche est déformé en potence ; le pied droit est en équinisme : le calcanéum bien perceptible n'est pas déformé, l'astragale est en subluxation antérieure, sa mortaise se sent presque au-dessous des téguments et néanmoins le pied paraît un peu tassé et, sur les parties latérales du talon en dehors, se voient trois cicatrices profondes : ankylose complète.

Langue saburrale, mais humide. Appétit diminué.

23 mai 1901. — Depuis quinze jours, l'état de la malade a progressivement baissé. Dyspnée (orthopnée) ; œdème très marqué des membres inférieurs. Insomnie. Hier soir, aggravation des symptômes ; cette nuit, l'œdème des membres inférieurs aurait assez rapidement diminué. Mort à 8 heures du matin, sans phénomènes particuliers.

Autopsie. — Vingt-trois heures et demie après la mort.

On note sur le cadavre la diminution assez considérable de l'œdème des jambes.

Abdomen. — Pas d'ascite, rien de particulier. Sein gauche kystique. Adhérence très étroite du foie au diaphragme. Tissu du foie un peu dur à la coupe, coloration brune avec lobulation plus nette que normalement.

Reins. — 100 grammes chacun. Petits, à surface irrégulière, bosselée ; cette surface est littéralement criblée de petits kystes de la grosseur moyenne d'une tête d'épingle, quelques-uns du volume d'une bille. Capsule épaissie et adhérente. A la coupe, tissu dur, avec couche corticale amincie.

Rate un peu grosse et diffluente.

Thorax. — 300 grammes environ de liquide citrin dans la plèvre droite ; pas d'adhérence. Au poumon droit, la partie extrême du lobe inférieur est atelectasiée, au-dessus congestion du même lobe. La pression fait sourdre une sérosité sanguinolente. Pas de densification du parenchyme.

Au poumon gauche, emphysème localisé aux lieux d'élection. Au sommet, cicatrice avec petit noyau induré. Légère congestion de la base.

Cœur. — Poids 270 grammes. Un peu de liquide clair. Tache laiteuse sur la face antérieure du cœur, au-dessus de la pointe. Myocarde mou et de coloration jaunâtre. La cavité du ventricule gauche est dilatée. Pas de taches sous-endocarditiques. Le ventricule droit est petit, non hypertrophié.

Rien aux orifices valvulaires, si ce n'est à la mitrale un peu de d'athérome de la grande valve. Elle est d'ailleurs suffisante et sans rétrécissement.

L'aorte est de calibre normal, avec des plaques d'athérome assez confluentes, pour la plupart molles au niveau de la crosse. Un peu d'athérome au niveau de l'embouchure des coronaires, mais ne se continuant pas sur elles.

Colonne vertébrale. — On enlève la colonne lombo-dorsale qui fait une saillie arrondie, assez forte en avant ; on la scie longitudinalement. Aucune lésion nette du corps des vertèbres, ni du canal. L'inflexion ne s'est pas faite au dépens d'un segment localisé de la colonne ; tous les corps vertébraux et les disques ont gardé des dimensions proportionnelles : la courbure porte un peu sur tous.

Le tissu du corps des vertèbres est friable, avec une mince couche de tissu compact. Le tissu aréolaire des corps vertébraux a à peu près, vers le centre de ceux-ci, un aspect de ruche d'abeilles. On coupe facilement, au bistouri, non seulement le centre des corps, mais les lames externes de ceux-ci. Les corps vertébraux qui, macroscopiquement, ont subi cette transformation sont les onzième et douzième dorsales, première, deuxième, troisième et quatrième lombaires.

Examen histologique.— Pratiqué par M. le professeur Paviot, de la deuxième vertèbre lombaire.

Décalcifications au liquide acéto-chromique. Coloration : carmin, triacide d'Ehrlich et hématéine éosine.

Un premier fait est constatable à toutes les colorations, c'est que la moelle osseuse n'est pas déliquescente ; à la périphérie des espaces médullaires les plus longs, il reste encore un peu de moelle fibrillée avec quelques cellules fusiformes qui se colle contre la lamelle osseuse limitant l'espace ; les plus petits espaces sont en général fibrillés et paraissent au repos, mais le centre des moyens et des grands offrent tous de l'augmentation des cellules de la moelle ; celles-ci font comme un réseau qui n'emprisonne plus que de rares vésicules graisseuses. Enfin, dernier point, c'est que de très nombreux globules rouges extravasés sont partout infiltrés au travers des cellules de la moelle.

(Les préparations au triacide ne sont pas conservées.)

Les préparations à l'*hématéine éosine* sont en parfait état de conservation. On constate dans les grands espaces médullaires la présence de tous les éléments normaux décrits dans la moelle ; ils paraissent augmentés de nombre sans que les proportions ordinaires soient troublées. Les éléments les plus nombreux sont des cellules rondes à protoplasme visible, à peine rosé par l'éosine, à noyau assez dense. Sont-ce des cellules de la série hémoglobique ? C'est possible, car même les globules rouges sont assez peu colorés par l'éosine. On voit aussi quelques lymphocytes réduits au noyau, mais peu nombreux. D'autres cellules plus nombreuses sont des cellules bien rondes, à protoplasme à peine teinté, mal limité ; à noyau pâle violacé. Point de polynucléaires. Enfin, dans certains espaces médullaires et pas du tout dans d'autres, on rencontre deux à trois myéloplaxes, quelquefois centraux, d'autres fois blottis contre la lamelle osseuse.

Pour les lamelles osseuses, elles n'ont aucun signe de raréfaction sous forme de lacunes.

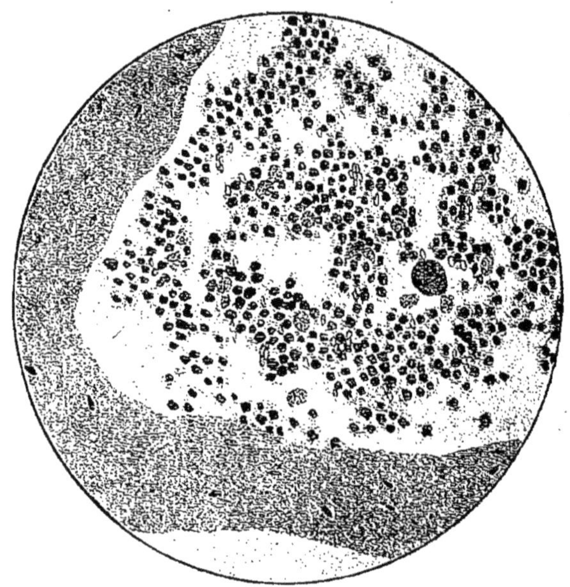

Vertébre. Ostéomalacie sénile.

Le cartilage, le fibro-cartilage du disque paraissent normaux.

Résumé. — Albuminurie. Pas de troubles de la sensibilité, des sphincters. Pas d'exagération des réflexes. Thorax déformé : courbures de la colonne vertébrale. A l'autopsie : ramollissement seulement des onzième et douzième vertèbres dorsales et des première, deuxième, troisième et quatrième lombaires.

On trouve encore dans la littérature de l'ostéomalacie

dès cas de tabes avec ostéomalacie, c'est le cas de Weys-
mar. Jusque-là ces cas paraissent d'une excessive
rareté, nous n'en avons rencontré aucun qui ait pu
être suivi jusqu'à l'examen histologique. Quoi qu'il en
soit, qu'il s'agisse d'un trouble trophique osseux, d'origine tabétique ou d'une coïncidence d'une ostéomalacie chez un tabétique, ce ne peut-être un argument
suffisant pour étayer une pathogénie nerveuse de la
maladie,

Il est une autre explication qui doit nous arrêter un
instant, c'est la suivante : la maladie osseuse serait un
syndrome, elle serait réalisable par diverses causes ;
souvent infectieuse, elle pourrait aussi se produire
comme trouble trophique d'origine nerveuse, comme
trouble nutritif d'origine humorale ou par viciation
d'une sécrétion interne. Sans nous inscrire absolument
en faux contre une telle conception qui serait soutenable, nous ne pensons pas néanmoins que l'anatomie
pathologique de la maladie l'autorise. En effet de même
qu'il ne viendra pas à l'idée de rapprocher les malacies
osseuses parfois très étendues que réalisent les cancers
épithéliaux généralisés aux os, par exemple le cas de
Hanot et Gastou[1], des lésions histologiques de l'ostéomalacie vraie, à la phase de fragilité, telles qu'on peut
les retrouver dans plusieurs de nos examens histologiques, de même on ne peut rapprocher en rien et les
troubles ostéo-arthropathiques du tabes ou de la syrin-
gomyélie de ces mêmes lésions microscopiques de

[1] Hanot et Gastou, *Soc. méd. des hôp*, p. 799, 6 décembre
1895.

l'ostéomalacie et, par contre, quand on a pu étudier au microscope les os d'une ostéomalacie puerpérale, d'une ostéomalacie sûrement en dehors de la puerpéralité, d'une ostéomalacie masculine, d'une ostéomalacie sénile, à la même phase, ce furent toujours les mêmes lésions.

De l'identité de lésions, nous savons bien qu'en pathologie il ne faut pas conclure à l'identité de causes, cependant les lésions infectieuses, à part une ou deux infections qui ont des lésions spécifiques, ont des caractères histologiques communs, une signature qui ne trompe pas plus quand il s'agit du système osseux que d'un autre tissu. De cela, on peut déduire que la moelle osseuse de l'ostéomalacie au premier stade de la maladie est une moelle infectieuse ou inflammatoire ; ses modifications sont-elles produites sous l'action directe de l'agent virulent ou sous celle de produits secrétés ou autres par lui, nous ne pouvons aller jusque là, mais il semble d'après les faits observés que les agents virulents capables de produire à distance de telles alternations de la moelle osseuse sont multiples, c'est à ce seul titre que l'ostéomalacie peut être regardée comme un syndrome.

Il semble que ce qui a impressionné les auteurs, ce qui a dirigé leur esprit et leurs recherches dans le sens d'une maladie trophique ou dyscrasique du système osseux, c'est l'aspect des os de l'ostéomalacie ayant évolué, ayant passé à sa seconde phase anatomique. En effet, quand on voit ces os flexibles et contournés, quand on voit à la coupe ces épiphyses remplies par une moelle gélatineuse, tremblotante,

peseudo-kystique dans une table externe mince comme
une feuille de papier, on ne peut que songer à un
trouble de nutrition. Mais quand on observe des cas
où les deux stades évolutifs de l'altération osseuse se
rencontrent sur le même sujet, quand on peut voir,

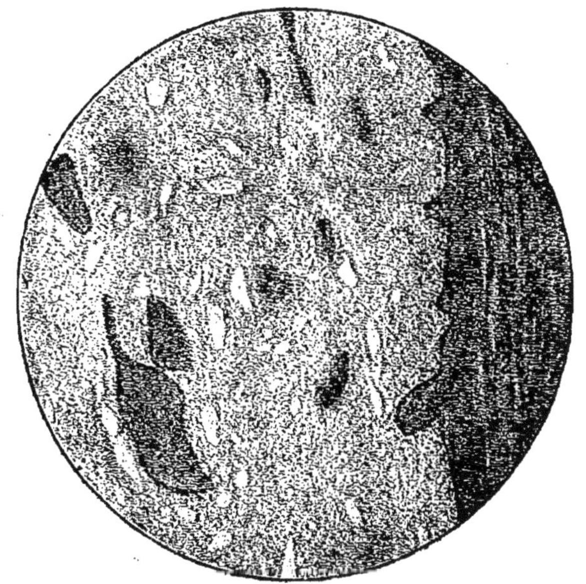

Ostéomalacie à la place de flexibilité.

comme dans notre observation IV, des vertèbres, un
sternum, des côtes se coupant au couteau et laissant
échapper une moelle en boue splénique, puis à côté
des épiphyses fémorales qui semblent soufflées dont la
table externe plie sous le doigt comme un carton
mince et dont le contenu est gélatineux, couleur d'ambre
salé, on voit bien que la vraie nature de la maladie doit

être décelée par l'os à moelle rouge, par l'os fragile et non pas par l'os flexible. Ce dernier, dans des cas très anciens, montrera sur les coupes histologiques de rares aiguilles osseuses dans une moelle fibroïde qui occupe des espaces médullaires considérablement agrandis. On aura la notion que, là, la période inflammatoire est finie, cette moelle osseuse s'est organisée comme elle le fait dans les inflammations subaiguës.

En résumé, au microscope, l'impression des auteurs aurait certainement été tout autre si l'ostéomalacie ne frappait pas l'esprit surtout à la phase de flexibilité, si les premiers cas bien étudiés avaient pu l'être au microscope et à la phase de fragilité. Quand Virchow, Rindfleisch se sont occupés de la maladie, ils l'ont immédiatement apparentée et Virchow a certainement peint une impression d'histologique quand il la comparait à une ostéite raréfiante, le caractère inflammatoire l'a frappé.

Nous espérons que par notre contribution beaucoup plus clinique qu'histologique, nous aurons contribué à accentuer dans ce sens l'idée, qui d'ailleurs, germe de tous côtés, à savoir que l'ostéomalacie est une inflammation et fort probablement d'origine infectieuse ou para-infectieuse.

CONCLUSIONS

De l'étude de l'ostéomalacie que nous venons de faire, surtout aux deux points de vue du diagnostic et de l'étiologie, nous pensons tirer bien légitimement les conclusions suivantes :

A. Le diagnostic de l'ostéomalacie échappe souvent pour les raisons ci-après :

a) L'ostéomalacie peut rester à la phase de douleurs et de fragilité osseuse et ne jamais passer à la phase de flexibilité.

b) Elle peut être très localisée, non seulement à des os des membres (fait qui intéresse davantage les chirurgiens), mais à quelques vertèbres ou quelques côtes ;

c) Elle naît plus souvent qu'on ne le pense, parce qu'on n'en fait pas le diagnostic, en dehors de la puerpéralité ;

d) Elle guérit ;

e) Elle s'observe chez l'homme, mais elle doit y être recherchée.

B. Le diagnostic, outre les diverses conditions énoncées plus haut, peut offrir des difficultés plus grandes encore dans certaines formes d'ostéomalacie qui peuvent présenter des phénomènes d'ordre nerveux et simuler la sclérose latérale amyotrophique, la « myélite transverse »; on voit alors le diagnostic dévier plus ou moins longtemps dans un sens de myélite ou de méningo-myélite.

C. Les formes localisées et curables vont se perdre souvent dans le « rhumatisme vertébral », le lombago, les névralgies intercostales rebelles, etc.

D. Au point de vue étiologique, les antécédents des malades, la fréquence en dehors de la grossesse et de l'accouchement, les caractères de la moelle osseuse à la phase d'ostéomalacie fragilis sont en faveur d'une origine infectieuse plus ou moins lointaine de la maladie.

Lyon, Impr. A. REY, 4, rue Gentil. — 31145.

www.ingramcontent.com/pod-product-compliance
Ingram Content Group UK Ltd.
Pitfield, Milton Keynes, MK11 3LW, UK
UKHW020323130726
13696UKWH00003B/1141